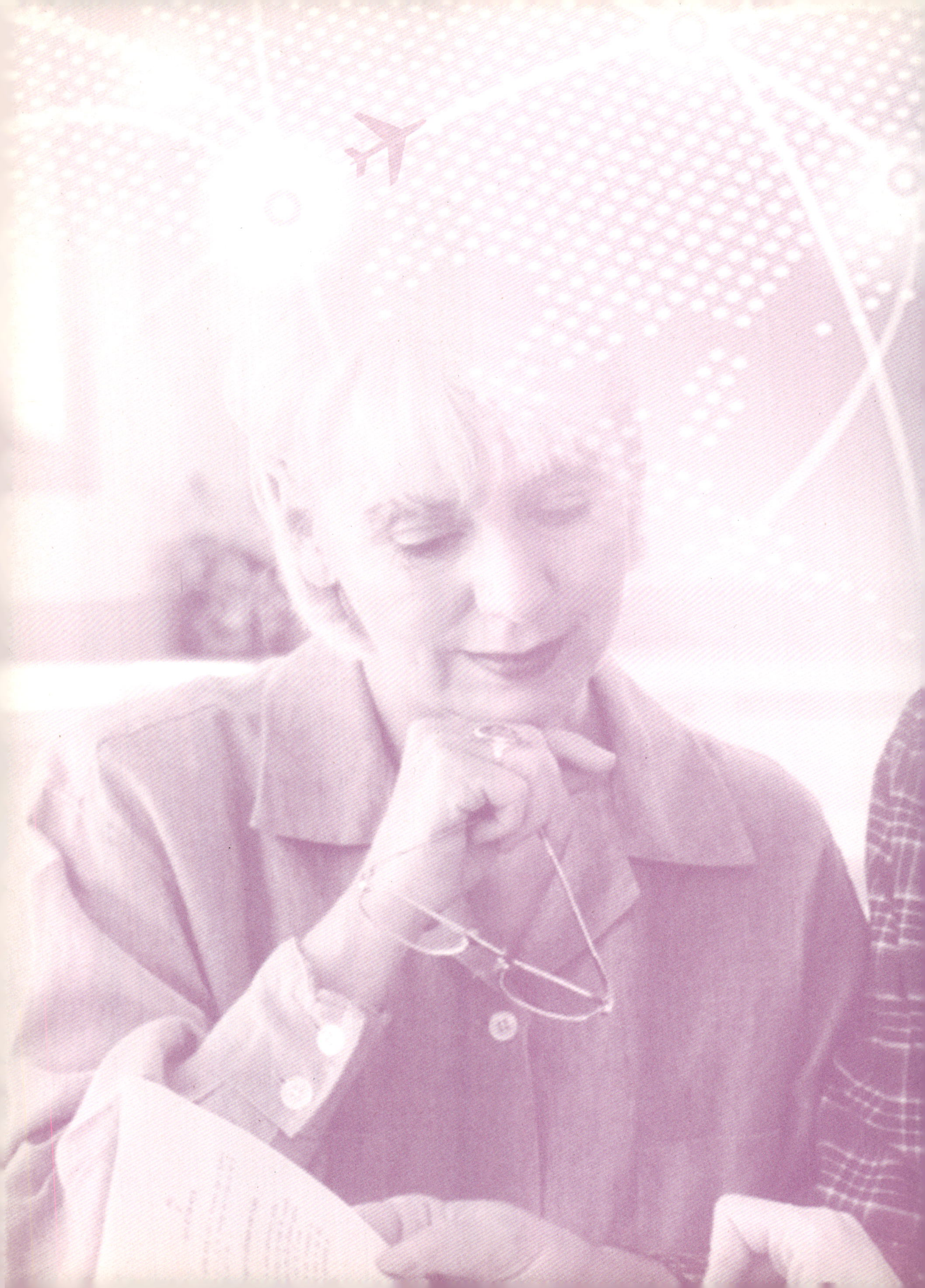

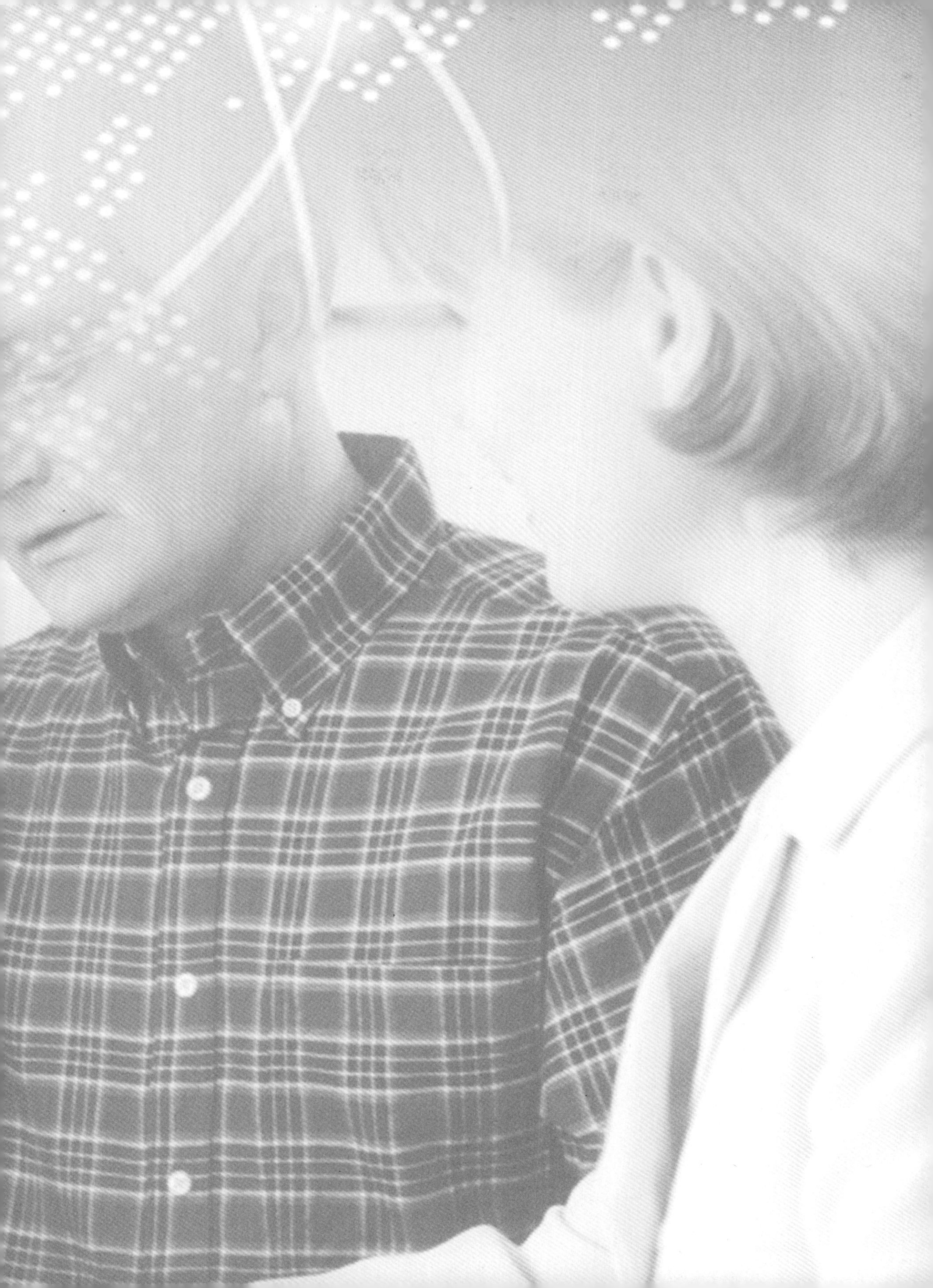

NCS 적용 교육

보건교육 연구방법론 실무서

오 선 영

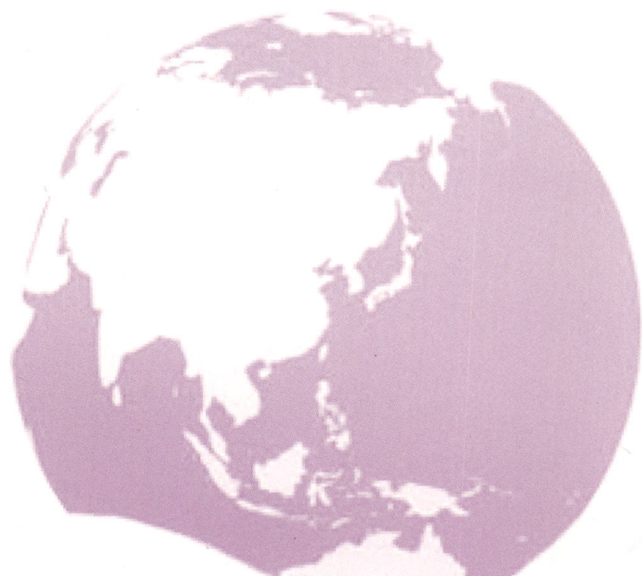

메디시인

머리말

보건교육은 모든 사람들의 건강을 보호 · 유지 · 증진하기 위한 지식을 부여하여 이를 행동으로 실천하게 하는 것입니다. 또한 모든 보건사업의 기초로 사업의 성과를 거두기 위해 보건교육방법을 개발하여야 합니다. 보건교육방법은 '보건'이라는 콘텐츠contents와 '교육'이라는 방법론methodology의 중요성이 동일하게 강조되는 학문입니다.

보건교육방법을 좀 더 집중적으로 연구하여 개발하기 위해서는 '왜 이 방법이 좋은지?', '어떠한 방법이 어떠한 경우에 더 유효한지?' 등의 입증과 함께 적절한 교육매체media를 활용하여 보건사업의 성과를 최대한 지속적으로 향상시켜 나가야 합니다.

국가직무능력표준National Competency Standards, NCS은 산업현장에서 직무수행에 요구되는 지식 · 기술 · 소양 등의 내용을 국가가 산업부문별 및 수준별로 체계화한 것입니다. 산업현장에서 어떤 일을 하고 어떤 능력이 필요한지 NCS를 통해 쉽게 파악할 수 있기 때문에 '산업현장의 나침반'이라고 불리기도 합니다. 현재 보건교육은 NCS가 개발 완료되어 교육 · 훈련, 자격제도, 기업 인사관리, 공공기관 채용 등 다방면에 직무 맞춤형 인재양성과 평가를 위한 기준으로 활용되고 있습니다.

이 교재는 모두 16주차로 구성되어 있고 NCS를 기반으로 하여 직무능력 1.2를 포함하였습니다. 아울러 보건교육사의 역할을 비롯하여 보건교육계획서 작성과 보건교육프로그램실행 등 보건교육방법과 매체활용을 주로 수록하였습니다. 특히 보건교육사의 실무능력을 향상시키기 위한 실습지침서로 기획되었으므로 개념적 내용은 간략히 하고 실행할 수 있도록 구성하였습니다. 대부분 기존 자료를 활용하였기 때문에 출처를 각 해당부분에 밝히지 않고 참고문헌에 일괄적으로 수록하였음을 밝혀 둡니다.

보건교육사가 현장업무에서 건강의 가치를 일깨우고 건강한 생활을 유도할 수 있는 역할을 다하도록 실무자로써 기초를 다지기를 기대합니다. 또한 보건교육을 전공하는 학생들을 위한 NCS 기초교재로 활용한 보건교육방법 실무서로써 지역사회 보건교육현장에서 많은 도움이 되었으면 합니다.

교재가 출판될 수 있도록 물심양면으로 도움을 주시고 보건교육 · 건강증진 분야의 전문도서를 출판하는데 지원을 아끼지 않으신 지구문화사/메디시언의 임직원 여러분들께 진심으로 감사드립니다.

신축년 새봄에

저자 씀

차례

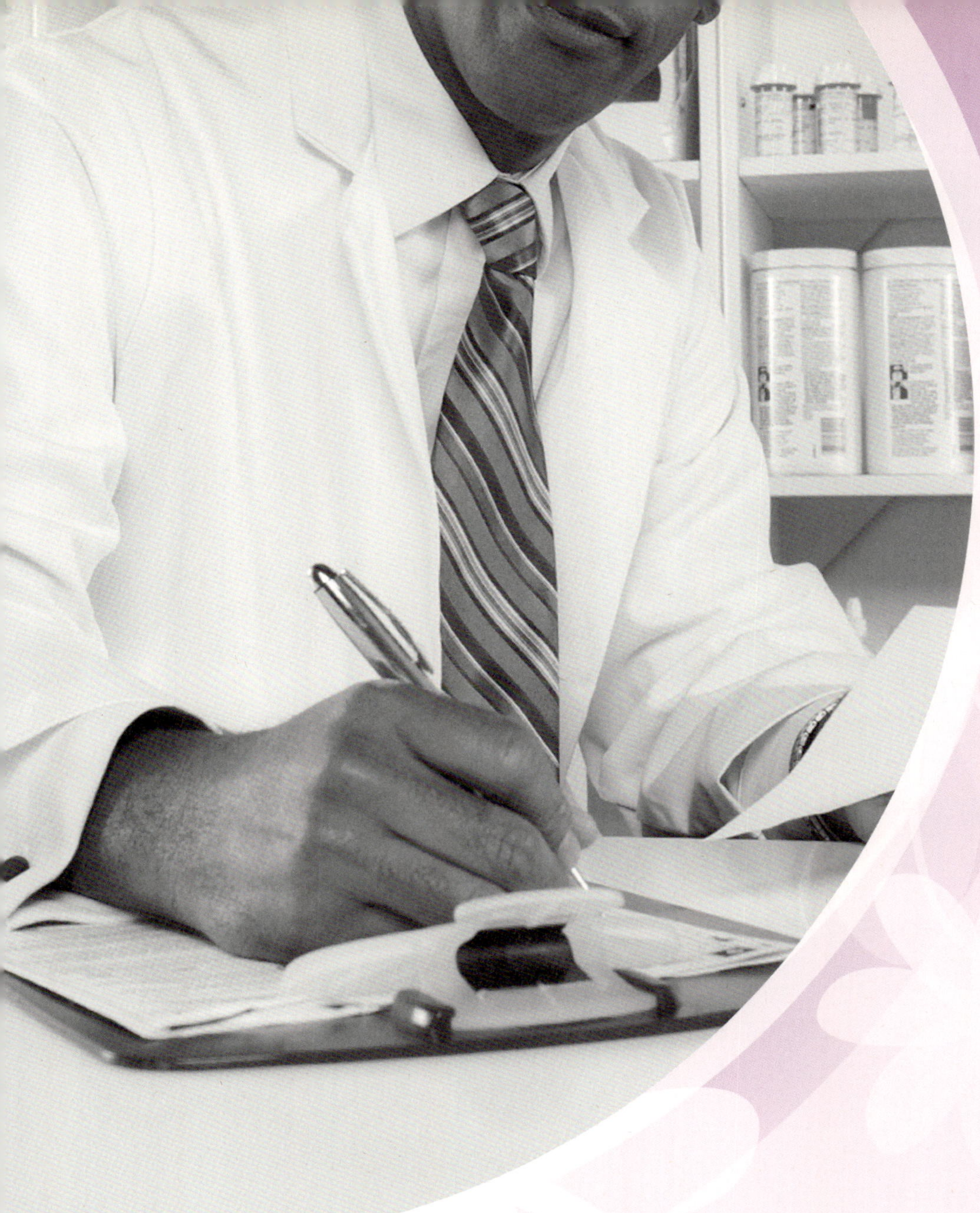

Chapter Ⅰ 교수-학습

[학습 1] 교수 – 학습의 구성

[1주차]

Chapter

I

교수-학습Teaching-Learning

[학습 1] 교수 – 학습의 구성

1. 교수 -학습 이론의 배경

* 교수–학습의 구성요소는 '가르치는 교사' '배우는 학생' '교육내용', 즉 교육의 3요소이다.
* 교수–학습과정은 교육의 3요소가 상호작용하여 교수–학습과정의 체제를 이룬다.

1. 교육목표

(1) 교육목표의 수준

① 국가의 교육목적 : 헌법이나 교육법에 명시된 목표

② 교육과정 목표 : 국가의 교육목적을 달성하기 위해 개설된 각 교과의 목표

③ 단원목표 : 각 교과 내의 각 단원에서 달성해야 할 목표

④ 수업목표 : 각 단원을 매 시간 단위의 수업에서 달성해야 하는 목표

(2) 목표진술의 원칙

① 학생이 학습 후 달성할 수 있는 행동으로 나타낸다(학생의 행동).

② 내용과 행동을 포함하는 이원적二元的 진술을 한다(교육목표의 이원적 진술).

③ 단일내용과 행동이 되도록 진술한다(단일요소의 원칙).

④ 목표달성도를 확인할 수 있을 정도로 명시성을 유지한다(동작명시의 원칙).

2. 교육내용

교육내용은 목표에 따라 그 목표를 달성하기 위해 제공되는 학습내용

① **교과중심 교육과정** : 인류의 문화재산

② **생활중심** : 환경에 대한 적응력

③ **학문중심** : 학문의 탐구능력

④ **경험중심** : 학생의 흥미 · 능력 · 필요에 의하여 자발적으로 생기는 경험체계가 중요

3. 교육방법

① 상호의사소통의 과정 : 교육내용을 중심으로 교사와 학생

② 사업목표에 따라 또는 기대효과에 따라 방법이 다름

③ 대인접촉face to face communication에 의한 방법

④ 매개체mass communication를 이용한 방법

⑤ 지역사회 조직 운동을 통한 방법

⑥ 교육자의 언행방법

⑦ 교육대상자수

⑧ 절충식 방법

4. 교사

5. 학생

6. 환경

2. 교수-설계 이론의 유형

	학습이론	학습원리	시사점
행동주의			
인지주의			
구성주의			

3. 보건교육 학습계획안

[예시1] 초등학교 6학년 학생들의 성교육 계획안

1. 단원의 목표

① 신체 성장에 따른 몸의 변화를 안다.

② 성폭력의 의미를 알고 예방법과 대처하는 능력을 가진다.

③ 여자와 남자의 생식기관과 생리현상에 대해 알고 위생적인 생활태도를 가진다.

④ 임신이 되는 과정을 알고 예방법과 대처하는 능력을 가진다.

2. 지도상의 유의점

① 남녀 모두 같이교육하는 것이 좋다.

② 학생들의 개인차를 고려한다.

③ 간단한 생식구조를 알도록 한다.

④ 신체의 소중함을 알고 부모님께 감사한 마음을 가지도록 한다.

⑤ 사춘기 신체의 변화를 당연히 받아들이도록 한다.

⑥ 성폭력의 윤리적 문제 등을 학생의 입장에서 해결하도록 한다.

<table>
<tr><td>목표</td><td colspan="3">생명이 태어나는 과정을 알아보고 부모님께 감사하는 마음을 갖는다.</td></tr>
<tr><td>단계</td><td>학습요항
(분)</td><td>교수 학습활동</td><td>방법
(자료, 준비물)</td></tr>
<tr><td rowspan="3">도입
ㅣ
문제
파악</td><td>호기심
갖기</td><td>1. 보물상자에 “무엇이 들었을까?”
• 남녀 인체모형,아기모형, 솜, 먹는 것</td><td>보물상자
(태아모형)</td></tr>
<tr><td rowspan="2">닮은모습
찾기
(5)</td><td>2. 실물화상기를 이용하여 닮은 모습 찾기
• 태몽에 관하여 이야기 하기
• 아기의 사진을 보고 누구인지 알아보기
• 친구의 부모님, 식구들 찾아보기</td><td>실물화상기
(사진-가족사진, 아기)</td></tr>
<tr><td>3. ppt를 통해 학습문제 알아보기
• 생명탄생의 소중함을 알고 부모님께 감사하기</td><td>PPT
(생명의 소중함)</td></tr>
<tr><td>전개
ㅣ
문제
탐색</td><td>태아
성장과정
(10)</td><td>4. 태아모형 활동지를 통해 성장과정 알아보기
• 나의 태몽이야기는?
• 나의 출생 시 몇 g으로 태어났을까?
• 우리 조의 태아는 몇 개월일까?
• 태아 몸무게는 얼마 정도일까?</td><td>태아모형 활동지</td></tr>
<tr><td rowspan="3">과정
ㅣ
문제
해결</td><td>임신과정</td><td>5. 임신과정 알아보기
• 생식세포 XY와 XX 알아보기
• 난자가 나팔관을 통해 이동
• 이동 중에 정자를 만나 수정
• 40주 동안 자궁속에서 자람</td><td rowspan="3">PPT</td></tr>
<tr><td>태아성장
(10)</td><td>6. PPT로 태아의 성장 알아보기
• 태반 : 자궁벽에서 영양분과 산소 공급
• 탯줄 : 태반과 연결되어 영양분 공급
• 임신을 하면 약이나 음식을 조심</td></tr>
<tr><td>출산과정
(10)</td><td>7. PPT로 출산과정을 알아보기
• 어머니의 몸에서 태어난 흔적 찾아보기
• 어머니의 산통에 대해 알아보기
• 자연분만과 제왕절개술</td></tr>
</table>

단계	학습요항 (분)	교수 학습활동	방법 (자료, 준비물)
결론 | 문제 정착	부모님께 편지쓰기 (10)	8. 음악을 들으면서 부모님께 감사의 마음 갖기 • 출산의 고통을 인내한 부모님께 편지쓰기 • 새생명의 탄생은 가족에게 큰 행복 • 나와 친구는 대를 이어 태어난 사람	음악(어버이 은혜)
정리		• 정리하기 • 생명의 탄생 퀴즈 풀기 • 과제하기 • 부모님께 편지드리고 안마해드리기 • "내가 태어난 날" 이야기 듣고 일기쓰기	일기장

[활동1]

* 수업자 본인이 대상자를 설정하여 보건교육 계획안을 만들어 본다.

[예시1] 대상자 보건교육 계획안

1. 단원의 목표

2. 지도상의 유의점

* 학습자가 보건교육 대상자를 설정하여 보건교육 학습계획안을 만들어 본다.

<table>
<tr><td>단원명</td><td colspan="5"></td><td>지도자</td><td></td></tr>
<tr><td colspan="8">1. 단원의 개관

2. 단원의 목표

3. 단원의 지도계획</td></tr>
<tr><td>제재</td><td>차시</td><td>쪽수</td><td>주요활동</td><td>제재</td><td>차시</td><td>쪽수</td><td>주요활동</td></tr>
<tr><td></td><td></td><td></td><td></td><td></td><td></td><td></td><td></td></tr>
</table>

<table>
<tr><td>대상자</td><td></td><td>차시</td><td>/</td><td>영역</td><td></td><td>일시</td><td></td><td>장소</td><td></td></tr>
<tr><td>학습문제</td><td colspan="6"></td><td>수업방법</td><td colspan="2"></td></tr>
<tr><td>학습목표</td><td colspan="9"></td></tr>
<tr><td>학습단계</td><td colspan="2">학습요소</td><td colspan="4">교수 학습활동</td><td>시간</td><td colspan="2">자료 및 유의점</td></tr>
<tr><td rowspan="2"></td><td colspan="2" rowspan="2"></td><td colspan="2">교사</td><td colspan="2">대상자</td><td rowspan="2"></td><td colspan="2" rowspan="2"></td></tr>
<tr><td colspan="2"></td><td colspan="2"></td></tr>
</table>

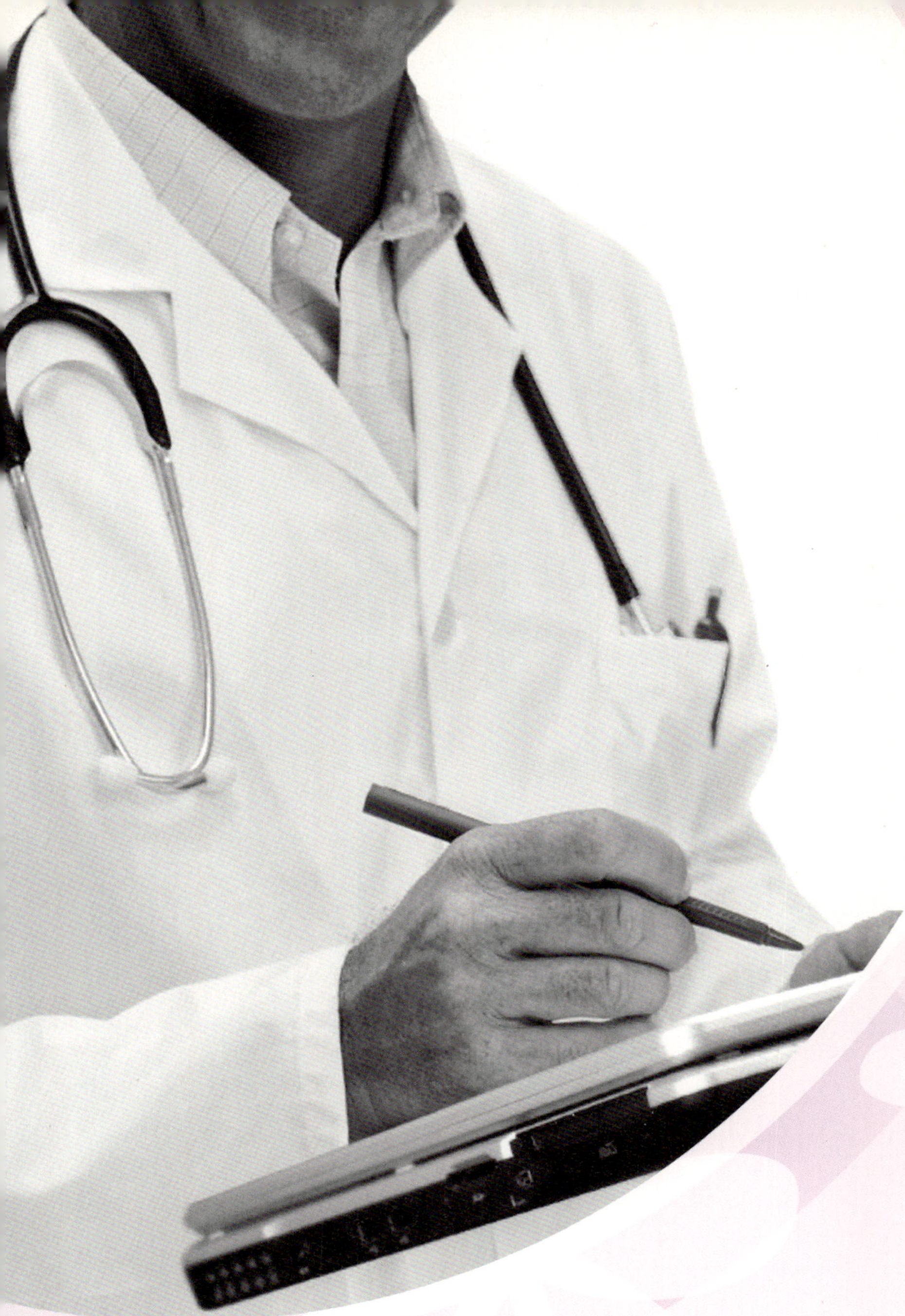

Chapter Ⅱ 보건교육 전략 개발

[학습 2] 보건교육 교수법 선정하기

[2주차]

Chapter

Ⅱ.

보건교육 전략 개발

[학습 2] 보건교육 교수법 선정하기

1. 보건교육대상자의 특성파악

* 교육대상자의 특징으로 대상 집단의 크기, 인구 · 사회학적 특성, 생애주기 단계별 특성, 민족 또는 인종, 그리고 건강 상태로 구분

1. 교육 집단의 크기에 따른 교수법

학습 집단의 크기	교육방법
대집단(50명 이상)	
중집단(30~40명 수준)	
소집단(20명 이하)	
개별 학습	

2. 생애주기별 특성에 따른 교수법

	특성	교수법
영유아기		
학령전기		
학령기		

	특성	교수법
청소년		
성인기		
중년기		

	특성	교수법
노인		
만성질환을 가진 노인		

3. 다문화 · 다민족 사회의 교육대상자

	특성	교수법
다문화 · 다민족 사회의 교육 대상자		

4. 보건교육대상자의 인구 · 사회학적 특성

조사하여야 할 인구·사회학적 특성으로는 성별, 연령, 인종, 결혼 상태, 거주 지역, 고용 상태, 학력, 건강 상태 등이 있다.

[설문지]

안녕하세요.
이 설문지는 여러분의 다양한 특성을 반영하여 좀 더 적합한 교육 자료를 구성하기 위한 것입니다. 단지 교육 목적으로만 사용되며, 개인의 비밀은 보장되오니 해당 사항에 표시해 주세요.
감사합니다.

다음은 일반적 사항에 대한 질문입니다. 해당하는 곳에 v표 하거나 직접 기입해 주세요.

1. 귀하의 연령은? :

2. 귀하의 성별은?
① 남 ② 여

3. 결혼 상태는?
① 미혼 ② 기혼 ③ 이혼, 별거, 사별 등 ④ 기타

4. 최종 학력은?
① 초등학교 졸업 ② 중학교 졸업 ③ 고등학교 졸업 ④ 전문대학 졸업
⑤ 대학졸업 ⑥ 석사졸업 이상

5. 출생 국가는 어디인가요? (필요시 포함)
① 중국 ② 조선족 ③ 베트남 ④ 필리핀 ⑤ 기타 (기입:)

6. 현재 직업을 가지고 있나요?
① 예 (필요 시 기입:) ② 아니요

7. 당신은 자신의 건강이 어떻다고 생각하나요?
① 매우 좋다 ② 좋다 ③ 보통이다 ④ 나쁘다 ⑤ 매우 나쁘다

〈계속〉

8. 현재 의사에게 진단받은 질병이 있나요?
① 예 (기입:) ② 아니요

9. 이전에 이번 보건교육 주제와 관련된 교육을 받은 경험이 있으신가요?
① 있다 ② 없다

9-1. 있다면 몇 번 교육을 받으셨나요? ( )회

9-2. 이 주제에 대하여 알고 있는 내용은 무엇인가요? (주제에 따라 내용을 기입할 것)

9-3. 이 주제와 관련하여 더 알고 싶은 것은 무엇인가요?

5. 대상자의 건강 상태(만성질환의 예시 활용)

	특성	교수법
건강한 대상자		
환자		

[참고]

생애주기별 건강문제의 특성

연령	건강 및 질환 관련 특성
임산후반기에서 생후 1주	임신의 질, 분만, 생애 초기, 모성건강
1주 ~ 1세	바로 인접한 주위 환경의 질, 가정환경의 질, 예방접종, 발달 평가, 가족의 영향
1 ~ 4세	예방접종, 가정 내 사고, 바로 인접한 주변 환경, 특정 도움이 필요한 집단, 가족의 영향
5 ~ 14세	가정 외 사고, 암, 공식적인 교육과 건강한 생활습관의 예비, 특정 도움이 필요한 집단, 또래집단의 영향
15 ~ 24세	건강하고 독립적인 성인생활을 위한 예비, 사고(특히 교통사고),폭력, 자해, 위해한 생활습관 (예 : 음주 및 마약복용), 성행위, 성병, 임신, 가족계획, 무주택, 스트레스, 또래집단의 압력
25 ~ 44세	임신, 육아, 사고, 불건강한 생활습관, 특이욕구, 직업병, 정신건강, 건강증진, 자율성의 발달, 스트레스
45 ~ 64세	관상동맥질환, 뇌졸중, 암, 만성질환, 직업병, 호흡기 질환, 건강진단 (예 : 유방암 및 만성 심질환 위험인자), 정신건강, 고령기의 예비
65 ~ 74세	모든 급·만성질환의 주요원인, 장애(특히 운동 및 감각의 장애), 치매 및 우울증, 기능 및 독립성의 유지, 사회적 고립
75세 이상	다발성 장애, 치매 및 우울, 기능 및 독립성의 유지, 사회적 고립, 주거지의 질

자료 : Pickin and Leger, “Assessing health need using life cycle framework”. Open University Press, Buckingham, Philadelphia, 1993.

생애주기별 주요 보건사업

	영 · 유아기 (0~6세)	아동 · 청소년기 (7~19세)	청 · 장년기 (20~64세)	노년기 (65세 이상)
질병관리	• 기초 예방접종	• 보건교육상담	• 고혈압 · 당뇨병 · 뇌출혈 예방과 관리 • 지역 방문간호사업 • 자기 건강수치 알기 • 주요 만성질환의 날 • 주요 만성질환별 식이지침 보급	• 치매예방·관리 • 관절염 관리
	• 보건교육, 전염병 발생 감시체계 운영, 희귀 · 난치성 질환자 의료비 지원			
암관리	• 소아 백혈병 및 소아암 관리		• 저소득층 암검진 • 암연구·치료체계 • 골수검사비 지원	• 말기암환자 및 재가 암환자 관리
정신보건		• 정신건강 정보제공 • 알코올 · 약물 중독 예방	• 정신건강 정보제공 • 알코올 · 약물중독 예방 및 관리	
구강보건		• 충치예방사업 • 학교구강보건사업		• 의치보철사업
	• 수돗물 불소화, 구강보건 이동차량 장비 지원			
모자보건	• 미숙아 및 선천성이상아 등록관리 • 저소득 영유아 검진 • 성장발달 상담	• 성교육 및 상담	• 올바른 출산인식 홍보사업 • 생식건강관리	
건강생활실천		• 청소년 음주예방 및 약물중독 예방	• 흡연자 금연교육	
	• 건강생활실천(금연, 절주, 운동, 영양)			

2. 감각적 보건교육대상자의 특성파악

1. 청각적 학습자

(1) 청각적 학습자의 특성

① 교육자가 말하는 동안 창문 밖을 쳐다볼 수 있지만 교육자가 말한 것을 잘 알고 있다.

② 말하고 토론하는 것을 좋아한다.

③ 학습은 누군가와 함께 또는 자기 자신과 토론할 기회를 가질 때까지는 의미를 가지지 못한다.

④ 언어화할 기회가 주어지지 않으면 오랫동안 앉아 있는 것이 어렵다.

(2) 청각적 학습자들를 교육할 때 고려사항

① 서로서로 학습을 도와주는 동료 교수제peer tutoring를 채택한다.

② 집단 토의, 브레인스토밍, 소크라테스식의 세미나를 활용하여 가르친다.

③ 구체적인 구두oral 활동을 부여한다.

④ 교육자 및 학습자에 의한 자기 대화self-talk를 포함하여 언어화한다.

⑤ 학생들 간의 상호 작용을 제공하는 협동학습 활동을 활용한다.

2. 시각적 학습자

(1) 시각적 학습자의 특성

① 그들이 볼 수 있는 정신 모형을 필요로 한다.

② 그들에게 시각적으로 보여 주기 위한 방법을 찾아야 한다.

③ 비언어적 조직자nonlinguistic organizer라 의미를 전달하기 위하여 많은 단어들보다는 오히려 구조에 의존한다. 그러므로 조직자는 대상자들이 순서, 비교, 대조, 분류와 같은 어려운 개념들을 이해하고 기억하도록 도와 준다.

④ 비언어적 조직자는 대상자들을 위하여 좋은 교수 전략이기는 하지만, 특히 시각적 학습자들을 위한 중요한 도구이다.

(2) 시각적 학습자들의 고려 사항

① 가르칠 때 시각 자료를 활용한다.

② 학생들이 시각적 조직자를 사용하도록 직접 가르친다.

③ 학생들에게 학습에 있어서의 패턴을 보여 준다.

3. 운동감각적 학습자

(1) 운동감각적 학습자의 특성

① 개인이 적극 참여하는 실제적인 활동을 필요로 하며 교육생들이 직접 다루어 볼 기회를 가져야만 학습은 의미한다.

② 학습자들은 '등 두드리기'와 같은 격려의 신체적 접촉과 신체적 보상에 대한 반응한다.

③ 학습자들은 앉아서 학습하는 것에 대하여 의기소침하거나 전통적인 교실에서 상당히 안절부절 못할 수 있다.

④ 운동감각 정보는 영구적으로 학습될 때까지 운동 피질에 있는 뇌의 상단에 저장되었다가 그 다음에 후두엽 아래 영역인 소뇌에 저장한다.

(2) 운동감각적 학습자들의 고려 사항

① 학습에 적극 참여하는 실제적인 접근 방법을 사용한다.

② 움직일 수 있는 기회를 제공한다.

③ 모의 실험을 적절히 사용한다,

④ 음악, 미술, 손으로 교묘히 다루는 활동을 사용한다.

⑤ 강의를 다룰 수 있는 양으로 분쇄한다연령에 맞는 시간 : 10세 아동은 10분.

⑥ 발견 학습을 적절히 사용한다.

⑦ 동료들과 함께 움직이고 말할 기회를 가지도록 토론 학습이나 협동 학습과 같은 기법들을 사용한다.

[활동]

<table>
<tr><th colspan="2">제 목 : 대상자의 특성에 따른 교수법 선정</th></tr>
<tr><td colspan="2">서론</td></tr>
<tr><td colspan="2"></td></tr>
<tr><td colspan="2">보건교육 대상자의 특성 분석</td></tr>
<tr><td>대상자 집단의
규모</td><td></td></tr>
<tr><td>표적 대상자의
인구 · 사회학적 및
인종적 특성,
건강 상태 분석 결과</td><td></td></tr>
<tr><td>생애주기 특성에
따른 보건교육 방법과
고려할 점 정리</td><td></td></tr>
</table>

〈계속〉

제 목 : 대상자의 특성에 따른 교수법 선정	
2. 의 분석 내용에 근거한 교수법 선정	
교수법 제시	
선정한 이유를 간략히 요약 기술	
참고 문헌	

[3주차]

3. 보건교육 교수법 전략

1. 보건교육 전략

* 보건교육 전략 – 보건교육의 목적을 달성하기 위한 개입이나 중재를 말하며, 보건교육 대상자들에게 제공되거나 그들이 참여하면서 직접 행동하는 활동

(1) 전략의 종류

보건교육의 궁극적 목적은 대상자의 행동을 성공적으로 스스로 변화시키기 위하여 다양한 수준에서의 여러 영향 요인들을 이해하고, 이 요인들을 변화시킬 수 있는 다양한 전략을 사용하는 것이다.

사회 생태학적 모형에 따른 건강에 영향을 끼치는 요인

<table>
<tr><th colspan="2">단계</th><th>정의</th></tr>
<tr><td>개인적 수준</td><td></td><td>• 지식, 태도, 믿음, 기질과 같은 행동에 영향을 주는 개인적 특성</td></tr>
<tr><td>개인간 수준</td><td></td><td>• 가족, 직장 동료, 친구 등 공식적, 비공식적 사회적 관계망과 지지시스템</td></tr>
<tr><td rowspan="3">지역사회 수준</td><td>조직 요인</td><td>• 조직원의 행동을 제약하거나 조장하는 규칙, 규제, 시책</td></tr>
<tr><td>지역 사회 요인</td><td>• 개인, 집단, 조직 간 공식적, 비공식적으로 존재하는 네트워크와 규범 또는 기준과 지역 사회 환경</td></tr>
<tr><td>경제 요인</td><td>• 질병 예방, 조기 발견, 관리 등 건강 관련 행동과 실천을 규제하거나 지지하는 각급 정부의 정책과 법률 및 조례</td></tr>
</table>

(2) 보건교육 활성화 전략

① 대중 매체 이용

인쇄 매체 신문, 잡지, 포스터, 팸플릿 와 전자 매체 라디오, 텔레비전, 전화, 영상 기기 등

• 장점

• 단점

② 보상의 유형

• 주민 & 보건요원

• 개인 & 집단

• 금전 & 비금전

• 즉시지급 & 만기지급

• 차등 & 비차등

[활용]

학교에서의 학교흡연예방사업

1. 목적

- 흡연을 시작하게 될 가능성이 높고, 매일 흡연자가 될 가능성이 큰 초 · 중 · 고등학생 등에 대해 집단별 특성을 반영한 홍보활동을 전개 하고자 한다.

2. 대상

- 초 · 중 · 고등학생

3. 내용

- 교내 및 교외의 금연인식 확산을 위해 지역 보건소, 타 학교 등과 연계하여 교내 및 학교주변에서 캠페인 진행
- 세계 금연의 날5.31 및 학교 축제기간을 활용

4. 방법

- 대중 매체 이용

인쇄 매체신문, 잡지, 포스터, 팸플릿와 전자 매체라디오, 텔레비전, 전화, 영상 기기 등

[참고]

2016년 국가금연서비스 사업

구분	사업명	수행기관	주요 사업내용
아동 및 청소년 흡연예방 사업	학교 흡연예방 사업	시 · 도 교육청 학교	• 2015년부터 전체학교 11,736개교전체 학교의 100% 운영 • 기본항목만 이행하는 기본형과 기본항목 외 지역상황 및 학교특성등을 고려한 특화사업을 추진하는 심화형으로 구분하여 운영 • 시·도 지역 실정에 맞는 특화사업 개발 및 추진, 학교흡연예방교육지원 및 지역 내 자원협력체계 운영 강화
	아동 흡연예방 사업	시 · 도 교육청 보건소 유치원 어린이집	• 5~7세 미취학아동의 연령, 성별에 맞는 동영상 및 동화 교재개발 · 보급국산 캐릭터 활동 • 국가금연지원센터, 시 · 군 · 구보건소, 지방교육청 등에서 관내어린이집 및 유치원 직접 방문 교육 추진
흡연자 금연지원 서비스	지역사회 중심 금연지원 서비스	시 · 도청 시·군·구 보건소	• 지역사회 흡연자의 금연실천을 위한 금연클리닉 운영 • 지역사회 금연환경조성 : 금연시설·금연구역 및 담배자동판매기 설치현황 등 이행실태 지도점검, 지자체 금연조례 제정을 통한금연구역 지정 및 확대 • 금연교육 및 홍보 : 지역사회 자원연계 및 협조를 통한 교육 및 홍보 실시
	금연상담 전화	국립암센터	• 전화상담제공 : 1544–9030, 1년간 총 14회 금연상담서비스 제공, 유선상담이 어려운 경우 온라인 상담으로 전환, 필요시 보건소 금연클리닉과 연계 운영
	온라인 금연지원 서비스	국립암센터	• 온라인 금연서비스 : 대상자별 금연프로그램, SNS 및 모바일금연위젯 서비스 제공 • 금연관련 정보 제공 및 홍보 : 국가 금연정책 및 사업 관련 정보 제공, 금연사업 활성화를 위한 온라인 홍보 • 금연교육정보 지원 : 금연관련 교육 정보 수집 및 배포, 자가교육을 위한 금연교육 콘텐츠 구축 및 제공

〈계속〉

구분	사업명	수행기관	주요 사업내용
흡연자 금연지원 서비스	대상별 맞춤형 금연지원 서비스	국가금연 지원센터, 지역금연 지원센터	• 학교 밖 청소년 : 전국 학교밖 청소년 대상 금연지원서비스 제공에 필요한 거점지원센터 마련, 금연지원서비스 및 흡연예방사업 실시 • 대학생 : 17개 시 · 도 거점대학 금연지원센터 운영 지원, 금연지원 서비스 제공 및 금연캠퍼스 선포 등 실시 • 여성 : 여성흡연자의 특성을 고려한 상담프로그램 제공 및 금연서비스제공
		한국건강 관리협회	• 군인, 전 · 의경에 대한 다양한 금연지원프로그램 제공
	고도 흡연자 대상 단기 금연캠프	국가금연 지원센터, 지역금연 지원센터	• 금연의지 제고 프로그램금연서약서 쓰기 등 • 체계적·전문적인 상담, 금연치료 연계, 캠프 종료 후 사후관리 등 • 대상자별 다양한 캠프 개설 • 의료기관 금연치료 및 캠프 수료자 연계
	병·의원 금연 치료사업	국민건강 보험공단, 병 · 의원	• 금연 희망자는 금연치료프로그램에 참여한 병 · 의원보건기관 포함에 내원하여 등록 • 2주 기간 동안 6회 이내 상담, 금연치료의약품 또는 금연보조제 투약비용의 일정부분 지원
금연환경 조성사업	금연환경 조성 제도화	보건복지부, 국가금연 지원센터	• 국민건강증진법 등 금연환경 조성을 위한 법적 근거 마련 - 금연구역확대 · 강화, 담배판매 및 광고 규제 등 • 시·도의 금연구역 지정 및 관리에 대한 총괄
	대국민 홍보사업	보건복지부, 국가금연 지원센터	• **광고 및 언론홍보** : 공익광고, 방송프로그램, 교통광고, 시설광고, 인쇄매체, 인터넷 등 활동 • **뉴미디어 홍보** : 바이럴 동영상, 인포그래픽, 웹툰, 소셜미디어, 유튜브 등 • **캠페인** : 금연의 달, 세계 금연의 날 행사, 금연 서포터즈 등 • **홍보 및 교육자료 개발** : 대국민 대상 금연 · 흡연예방 홍보물제작·배포

[활동]

* 초 · 중 · 고 학생을 중심으로 건강생활 실천확산을 위해 금연사업안에 보건교육방법을 통해 건강행위변화를 위한 계획안을 구성한다.

<table>
<tr><td colspan="3">제 목 :</td></tr>
<tr><td colspan="3">서론</td></tr>
<tr><td colspan="3"></td></tr>
<tr><td colspan="3">보건교육 목표, 대상자의 특성 및 교육환경 확인</td></tr>
<tr><td rowspan="2">보건교육
목표</td><td>일반적
목표</td><td></td></tr>
<tr><td>구체적
목표</td><td></td></tr>
<tr><td colspan="2">대상자의 특성</td><td></td></tr>
<tr><td colspan="2">교육 환경의 특성</td><td></td></tr>
</table>

〈계속〉

<table>
<tr><th colspan="2">대상자에게 적합한 보건교육방법 선정</th></tr>
<tr><td>선정한
교육방법의 종류</td><td></td></tr>
<tr><td>선정 이유</td><td></td></tr>
<tr><td colspan="2">보건교육방법의 내용 구성
메시지 설계의 기본 원리를 적용한 내용 구성</td></tr>
<tr><td colspan="2"></td></tr>
<tr><td colspan="2">교육방법 사전 검사와 활용</td></tr>
<tr><td>교육방법의
사전 검사</td><td></td></tr>
<tr><td>교육방법의 활용</td><td></td></tr>
<tr><td colspan="2">참고 문헌</td></tr>
<tr><td colspan="2"></td></tr>
</table>

[4주차]

4. 보건교육 교수법의 비교·분석

개인·집단·지역사회를 대상으로 하는 교수법과 장단점

1. 개인교수법

방법	정의	장점	단점
상담			

〈계속〉

방법	정의	장점	단점
프로그램 학습			
컴퓨터 활용 교육			

2. 집단교수법

방법	정의	장점	단점
강의			
시범			
토의			

방법	정의	장점	단점
심포지엄			
세미나			
브레인스토밍			

방법	정의	장점	단점
실험			
시뮬레이션 학습			
현장학습 · 견학			

방법	정의	장점	단점
역할놀이			
인형극			
문제중심 학습			
프로젝트 학습			

3. 지역사회대상

방법	정의	장점	단점
전시회			
캠페인			

[활동]

1. 강의 교육방법에 맞도록 서술하기

<table>
<tr><td colspan="2">강의 주제 : 알코올이 신체에 미치는 영향과 절주하는 법</td></tr>
<tr><td>도입</td><td>관련성의 진술 :

목적 :</td></tr>
<tr><td>유인물</td><td></td></tr>
<tr><td>요 점</td><td>1. 알코올의 종류

2. 알코올이 각 신체에 미치는 영향(요점정리, 상세설명은 PPT참조)

3. 강의를 잠시 중단하고 질문을 한다.(질문 작성)
요점을 요약하여 기록한다.

4. 절주방법</td></tr>
</table>

〈계속〉

요 점	5. 임상적 문제
결 론	

2. 강의의 순서

① **도입** : 학습자들의 흥미나 요구사항을 받아들여 관심을 끌만한 내용을 다뤄 학습자들의 주의를 집중시킨다.

② **전개** : 학습자들에게 강의의 목표와 강의할 내용을 소개한다.

③ **진행** : 학습내용을 논리적으로 체계화시켜 분명히 전달- 강의를 진행하는 과정에서 학습자들의 집중력을 강화시키기 위해 표정, 손짓 등의 비언어적인 방법을 활용한다.

④ 끝내기 : 강의 내용을 요약하고 정리하며, 중요한 부분을 강조하면서 강의를 마무리 한다.

3. 강의 시 주의해야 할 점

① 교육자가 가르치려는 내용의 주제에서 열쇠가 될만한 토픽을 선정한다.

② 설명하기 위해 필요한 것이 무엇인가를 밝힌다.

③ 주요 아이디어를 서로 어떻게 연결시킬 것인가를 결정한다.

④ 요점설명을 위해 요구되는 것이 무엇인가를 결정한다.

⑤ 각 요점을 진술하기 위해 여러 가지 예문을 만든다.

⑥ 학생들이 이해하기 어려울 것이라고 생각하는 부분의 설명을 결정한다.

⑦ 그룹에게 설명한다.

⑧ 강의의 구성과 발표에 피드백이 되도록 질문한다.

4. 교육방법 강의 시 참고

<table>
<tr><th colspan="2">강의 주제 : 알코올이 신체에 미치는 영향과 절주하는 법</th></tr>
<tr><td>서론</td><td>관련성의 진술
• 목적을 세운다.
• 동기가 생기게 한다.
• 관련된 다른 지식들을 재인식시킨다.</td></tr>
<tr><td>논리적 구성</td><td>• 주요 요점, 유인물, 그래프의 목차를 정리한다.</td></tr>
<tr><td>요점강조</td><td>• 시청각보조자료, 질문, 반복설명, 예문사용 등으로 강조한다.</td></tr>
<tr><td>학생참여</td><td>• 분단토의, 질문시간, 빈칸이 있는 유인물</td></tr>
<tr><td>요약</td><td>• 각 절의 끝에 각 장의 끝에 요점 정리</td></tr>
<tr><td>결론</td><td>• 다른 수업과의 관련성을 설명해 주고 추후 활동을 첨가한다.
• 학생들의 이해정도를 파악한다.</td></tr>
</table>

강의 주제 : 알코올이 신체에 미치는 영향과 절주하는 법	
서론	
논리적 구성	
요점강조	
학생참여	
요약	
결론	

5. 강의 평가

강의 체크리스크			
		예	아니요
서론	목적을 명백히 밝혔나?		
	청중은 흥미가 있었다고 하는가?		
구성	요점의 강조가 명확했었나?		
	설명이 쉽게 되었나?		
	예문은 친근감이 있었나?		
	어려운 부분의 설명이 잘 되었나?		
주의 집중	청중이 능동적으로 참여했나?		
	질문시간이 있었나?		
	시청각 보조자료를 잘 사용했나?		
요약	중요한점을 요약했나?		
	끝부분에 내용을 요약했나?		

[참고]

보건교육방법 중 「강의」의 실시요령

① 처음에 인사말을 하면서 청중이 안정되도록 여유를 둔다.

② 말은 천천히 하고, 뒤에까지 들리게 한다.

③ 노트원고를 보고 읽지 않도록 한다.

④ 청중을 두루 보면서 여유롭게 말을 한다.

⑤ 가끔 음조를 바꾸고 간단한 제스처를 한다. 처음부터 끝까지 같은 음조로 낭독하는 것처럼 하거나 너무 요란한 제스처는 쓰지 않도록 한다.

⑥ 간단하고 분명한 예를 삽입하여 가르친다.

⑦ 가끔 열심히 듣고 있는 사람을 지적해서 간단히 답할 수 있는 질문도 하여 주의를 집중시킨다.

⑧ 질문에 대한 답변을 해 준 뒤에는 반드시 “이것으로 답변이 충분합니까?” 혹은 “질문에 대한 답이 맞습니까?”하고 만족도를 확인해 본다.

⑨ 모르는 질문을 받았을 때에는 “모르겠는데요” 혹은 “자신있는 답변은 못하겠는데요”라고 솔직히 대답한다. 모르면서 적당히 대답하여 넘기려 하면 청중들은 곧 알 수 있다. 그리고 거짓 대답을 하거나 속임수를 써서는 절대로 안 된다.

⑩ 모르는 질문에 대해 다음 기회에 답변해 주기로 약속했을 때에는 반드시 그 약속을 지켜 청중들로부터 신뢰를 잃지 않도록 한다.

⑪ 질문이 엉뚱하거나 개인적인 때는 개별적으로 만나서 답변해 줄 것을 약속하고 시간과 장소를 제시해 준다.

⑫ 강의가 끝날 무렵에는 실천요점만 들어 정리하여 준다.

⑬ 끝난 후에는 다음 약속을 알려 주고, 끝까지 들어준 데 대하여 감사하다는 말을 하며 계속 이런 모임에 참석해 달라는 부탁을 한다.

⑭ 상담을 원하는 사람이 언제나 연락할 수 있는 장소를 알려준다.

⑮ 끝나는 시간을 지켜야 한다.

5. 보건교육 교수법의 활용

1. 시범Demonstration의 학습과정

	내용
주의집중	학습자가 시범을 잘 관찰할 수 있도록 환경 마련
운동재생산과정	시각적인 것을 통해 얻은 정보를 표상으로 전환
보유과정	상징적 표상으로 변화시킨 것을 기억함.
동기유발과정	기억한 정보는 동기유발의 조건을 만나면 활용 가능함.

(1) 시범을 위한 교육환경

① 시범을 위한 기구들을 손에 닿을만한 거리에 배치

② 자료나 기구가 작동하는지 확인

③ 시범에 방해가 되는 물건이나 시설은 이동하여 교육에 용이한 환경

④ 학습자가 연기상황을 잘 관찰하도록 함.

⑤ 소음, 난방, 조명 등을 조정 학습장애요인 제거

⑥ 사용기구나 자료를 잘 관찰하도록 배치

(2) 시범계획

① 교육대상자를 위한 시범의 목적과 목표

② 시범과정에 학습자의 참여도

③ 시범을 통한 길잡이 제공

④ 시범을 위한 자원

⑤ 교육목적 달성의 필수적 요건

[활동]

대학생의 심폐소생술 학습

목적	• • •
대상	• 보건학과 대학생
내용	• • • • •
방법	• 시범– 심폐소생술CCPR • • • •

<table>
<tr><th colspan="2">시범 주제 : 대학생의 심폐소생술 학습</th></tr>
<tr><td>도입</td><td>관련성의 진술 :

목적 :</td></tr>
<tr><td>유인물</td><td></td></tr>
<tr><td>요 점</td><td>1.

2.

3. 강의를 잠시 중단하고 질문을 한다.(질문 작성)
요점을 요약하여 기록한다.

4.</td></tr>
</table>

〈계속〉

임상적 문제	
결론	

심폐소생술을 위한 사진 자료	

2. 토론법의 학습방법

(1) 토론법의 유형

① 원탁식 토론Round table discussion

- 10~15명의 구성원으로 원탁주위에서 토론
- 사회자 : 토론 진행
- 참여자 : 좌담형식으로 자유롭게 이야기하며 아이디어 교환
- 모든 학습자의 상호 협력

② 배심토론Panel discussion

- 집단구성원이 많음.
- 찬반의 대표자 4~6명을 지정하여 토론 예) TV토론회
- 찬반이 갈린 주제에 대한 통찰력을 제공

③ 공개토론Forum discussion

- 고대 로마식 포럼
- 1~3인의 전문가가 10– 20분 공개연설후 참관학습자의 질의 응답
- 명료한 제시문제가 있을 경우, 청중들의 의견과 견해를 제공, 논의가 많을 경우

④ 강연식 토론Symposium

- 2명 이상의 강연자가 의견을 발표하고 참관자가 질문
- 배심토의보다 형식적이고 제약적
- 강연의 개요나 자료를 미리 배포

(2) 토론 과정

과정	
준비	• 주제 선정 • 유형 선정 • 시간계획 • 자료준비 • 환경조성 집단크기, 좌석배치
진행	• 학습자 동기유발 • 능숙자 토론진행 • 토의내용 요약 및 종합 • 방향 제시 및 변화추구
평가	• 내용정리 • 소감발표 • 과정에 대한 평가 • 목적달성 여부확인 • 토론 후 결과를 학습자들에게 제공 피드백

(3) 효과적인 그룹 활동을 위한 상호관계의 중요성에 대한 해결방안

① 1단계 : 서로를 알게 하라. (소개하기)

② 2단계 : 왜 회의를 하는가? (목적설명)

③ 3단계 : 진행원칙을 만든다. (방법설명)

④ 4단계 : 어떻게 도울 것인가? (팀워크 형성)

⑤ 5단계 : 성취감을 갖게 하라. (만족감 부여)

⑥ 6단계 : 과제를 마무리하여 정리하라. (요약정리)

[활동]

다문화 가족 건강생활을 위한 토론회

목적	• • •
대상	• • •
내용	• • •
방법	• 원탁 토론회 예) 토론회 예시 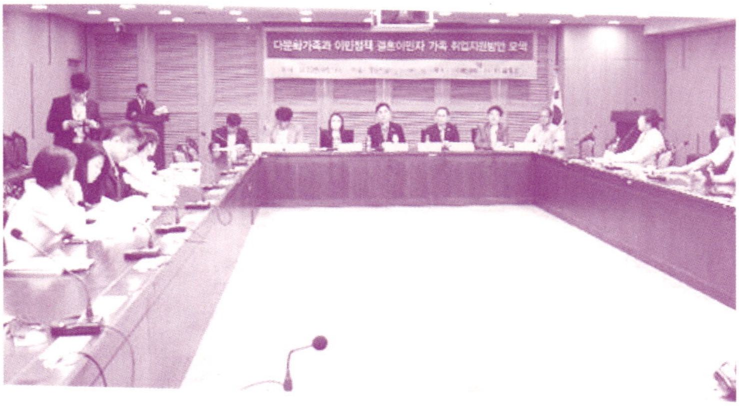 사진출처 : 아시안 타임즈. 2016년 8월25일. 다문화가족 이민정책 토론회.

토론 주제 : 다문화 가족 건강생활실천을 위한 방안	
도입	관련성 진술 : 목적 :
유인물	
요 점	1. 2. 3. 4.

〈계속〉

임상적 문제	
결론	

3. 역할극

(1) 역할극 계획과 지도

① 역할극을 하는 목적 설정

- 학습자에게 역할극을 통해 성취하고자 하는 것을 미리 공지
- 미리 준비된 시나리오를 학습
- 교육자는 역할극 주제에 대한 지식적인 배경을 미리 학습
- 역할극을 충분히 연습함으로써 연관성 숙지

② 시나리오 준비

- 상황의 개요 – 신체적 조건, 문제점 상황, 연기자의 연기 목적
- 연기자들의 감정과 태도를 충분히 표현

③ 역할 분담

- 역할 부분에 필요한 준비자료를 준비
- 역할극 후 토의를 하며 연기자의 행동을 자세히 표현

④ 역할극 시행

- 연기자는 각자 역할을 자발적으로 시행
- 교육자가 원하는 방향으로 상황이 이루어 지도록 연기자들을 관리
- 역할극 연습 촬영을 통해 사건장면의 역탐색을 함.

(2) 역할극 수업의 실제

① 준비 : 목적과 의의 및 주제설명, 결말이 해결되도록 한다.
개인의 사생활에 대한 권리 침해는 안 된다.

② 도입 : 시나리오 작성

③ 역할결정 및 역할연기 준비

- 지도자, 연기자 및 관찰자로 구분하여 각자의 역할을 정해 주의사항 당부
  지도자 : 연출가의 역할 담당, 전체의 진행과 적절한 지도
  연기자 : 시나리오에 의거 현실처럼 연기지도
  관찰자 : 연기자들의 행동을 관찰, 분석하여 피드백
- 역할 연기 시간 : 10분~20분

④ 실연단계

- 교수 : 학생들의 역할연기를 촉진
- 서로의 역할을 교대 : 상호양자간의 입장을 이해

⑤ 피드백

- 관찰자와 연기자의 소감과 느낌 발표시간, 연기자 상호간의 피드백 중요
- 교수자와 학습자는 역할교육 내용에 대해 토의 & 피드백

⑥ 고려해야 할 사항

- Go, Stop 방식 사용
- 연기자 개인의 인성 비판 금지
- 학습자 개인이 취한 역할행동에 대한 피드백
- 문제점이나 개선사항은 엄격히 지적
- 연기자나 관찰자에게 질문을 통해 문제점 공유

[활동]

<table>
<tr><th colspan="2">역할극 주제 : 노인 성문제의 심각성과 개입 방안은 무엇인가?</th></tr>
<tr><td>도입</td><td>목적 :
1. 노인의 성문제 실제 및 심각성을 이해한다.
2. role– playing을 통해 노인의 성문제의 심각성을 이해시키고, 그에 따른 개입 방안을 이해한다.

학습형태 : role– playing– 모둠별 협동학습

상황 설정 :
노인 성문제의 실제와 심각성의 이해
role– playing의 상황설정과 준비</td></tr>
<tr><td>전개</td><td>1. role– playing 참가자 선정 및 청중의 준비자세 확인
• 상호간의 문제와 관심사 확인
• 다양한 상황 제시
• 친숙한 상황 제시
• 교수의 상황장면 설명

2. 참가자 선정
• 배역들의 행동방향 결정
• 배역들은 자신의 역할을 재고

3. role– playing 분위기 조성
• role– playing시연 분위기 조성
• role– playing배역 선정이나 role– playing 시나리오 작성은 과제로 제시

4. 관찰자의 준비자세 확인
• 관찰자의 관람태도 지도
• 자신의 기준에 의해 평가 준비

5. role– playing 시연
• 자연스런 분위기 조성
• 관찰의 초점 확인
• 문제의 다양한 해결방안 탐색</td></tr>
</table>

〈계속〉

토론	role- playing의 토론과 평가 • role- playing에 대한 토론 및 평가 • 경험의 공유와 일반화 • 재연을 통한 토론
정리	새로운 아이디어 창출, 개인의 발표력 신장

(3) 역할극 평가

리스트	예	아니오
역할극 시작 시에 참여자들에게 목적을 밝혔는가?		
시나리오는 스스로 시범하기를 원했던 행동을 표현하기에 충분했는가?		
연기자들은 자신의 역할을 잘 해냈는가?		
연기자들은 자기의 경험과 태도를 토대로 토의에 적절히 참여하고 보고서로 잘 기록했는가?		
그룹 멤버들은 역할극에서 시범을 보여준 행동의 원인과 효과에 관한 결론을 잘 알아냈는가?		
그룹 멤버들이 경험하여 알게 된 것이 즐거웠고 가치있는 것이었는가?		

[활동]

1. 주제 : 건강한 음주 개선을 위한 역할극

2. 목적 :

3. 내용 :

중독의 종류와 현황

중독 종류	인구수(만 명)	유병률(%)	경제적 피해액(조)	정부 중독사업 예산(억)
인터넷	240	7.7(선진국 2)	10	100
도박	230	7.2(선진국 2)	130	44
알코올	160	6.6(선진국 3)	21	46.5
마약	20~40		3.3~7	15
흡연	150	흡연율 (남48.3, 여6.3)	6~7	260
총계	800~820		172.3~176	165.5

출처 : 내일신문(2012. 11.14.), 중독문제 해결을 위한 정책간담회 자료집

4. 시나리오 준비

	등장인물	상황요약	극본 대사
의사소통 상황의 구체적인 경험이나 대사			

	등장인물	상황요약	극본 대사
의사소통 상황의 구체적인 경험이나 대사			

	등장인물	상황요약	극본 대사
의사소통 상황의 구체적인 경험이나 대사			

5. 역할극 장면 만들기

6. 건강행동이론을 활용한 교수법

건강행동이론에 근거한 교육방법의 사례

1. 건강신념모형

* 건강신념모형은 객관적인 사실보다는 인지perception가 건강행동에 더 중요한 영향을 준다는 이론
* 인지된 감수성 및 심각성과 함께 건강행동과 관련된 혜택과 장애요인에 대한 비교 · 검토가 건강행동의 수행에 중요한 영향을 준다고 주장

(1) 인지된 감수성perceived susceptibility

질병에 걸릴 위험에 대한 주관적인 인식으로 진단된 병명을 받아들이고, 이 질병의 재발 가능성에 대한 판단 및 일반적인 질병에 대한 민감성을 포함한다. 이 지각의 강도와 성질은 예방행동을 취하는 의지에 중요한 영향을 미친다.

(2) 인지된 심각성perceived seriousness

질병에 감염되거나 질병을 치료하지 않고 방치하는 것이 얼마나 심각한가를 인지하는 것이다. 이 요인은 의학적, 임상적인 결과의 평가죽음, 불구, 통증와 가능한 사회적 결과직장생활, 가족생활, 사회관계를 포함한다. 만약 신종 인플루엔자A H1N1를 심각한 병으로 생각한다면, 사람들은 조그 증상이 있어도 병원을 찾으려고 할 것이다.

(3) 인지된 이익perceived benefits

민감성이나 심각성에 있어서 높은 수준의 신념을 가진 개인이라도 건강행동이 실행 가능하고 효과가 있는 것으로 인지해야만 건강행동을 받아들이게 된다. 즉, 감수성이나 심각성보다는 건강행동이 실행 가능하고 효과가 있다고 인지하는 정도지각된 이익정도에 따라 건강행동을 하게 된다.

(4) 인지된 장애요인perceived barriers

건강행위를 실천하는 데는 장애요인과 건강행동의 효과 간 무의식적인 비용분석이 이루어진다. 즉, 질병에 대한 민감성과 심각성 및 건강행동에 따른 이익과 장애요인을 저울질하면서 건강행위의 실천도 결정한다. 특정한 건강행동에 대한 부정적인 측면인 건강행위 실천의 장애요인에는 필요한 비용, 수반되는 위험, 불쾌감, 통증, 시간낭비 등이 포함된다.

(5) 행동의 계기cues to action

행동의 계기는 교육대상자의 인식 속에 적절한 신념을 불러일으킴으로써 건강에 관한 의사결정시 도움을 주게 된다. 즉 금연 행동의 계기는 담배 골초인 삼촌이 폐암으로 갑자기 사망에 이르게 된 것이 원인이 될 수도 있으나, 보건교육, 광고 또는 대중매체를 통해 의도된 경우도 있다.

① 특정 행동의 예측, 설명 및 영향을 미치는 요인들을 분석하기 위하여 고안

② 건강과 안녕 자체보다는 개개인의 사회에 대한 인지도의 중요성

③ 건강행동을 유발하는 주요 변수는 질병에 대한 감수성, 질병에 대한 심각성질병으로 인한 고통, 불쾌감, 결근, 경제적 손해 등에 대한 인지 정도, 인지된 이익 정도 및 장애요인투자비용

[참고]

건강신념모형에 근거한 독감예방교육의 전략사례

건강신념모형	전략
인지된 감수성	유행성 감기에 걸릴 것이라고 생각하는 사람은 예방주사를 더 적극적으로 맞으려고 할 것
인지된 심각성	독감이 유행한다면 특히 어린이나 병약한 노인들은 이에 관해 관심을 갖고 다른 그룹보다 더 적극적으로 예방주사를 맞으려고 할 것
인지된 유익성	신종 플루 치료제인 타미플루의 효과에 대한 자신감은 이 약 복용의 가능성을 높임
인지된 장애요인	독감예방주사를 맞기 위하여 소비하는 시간을 내기 어렵거나 예방주사의 비용이 비싸거나 아프다고 생각하고 있다면, 사람들은 예방주사를 맞지 않으려고 할 것

[활동]

학습자가 상황을 설정하여 건강신념모형의 전략을 완성하기

건강신념모형	전략
인지된 감수성	
인지된 심각성	
인지된 유익성	
인지된 장애요인	

2. 계획된 행동이론Theory of Planned Behavior

* 계획된 행동이론Ajzen, 1988은 합리적 행동이론Ajzen & Fishbein, 1980에서 발전된 이론
* 행동 그 자체보다 행동을 하게 된 의향에 초점
* 행동을 하려는 의향은 환경에 의하여 방해를 받는다.
  예) 어떤 사람이 자전거를 타고 외출하고 싶어 하지만, 눈이 내리는 날씨 때문에 외출을 할 수 없는 경우 : 행동도 중요하지만 행동보다는 의향을 측정한다는 것이 논리에 맞다는 이론
* 행동에 대한 태도와 사회적인 가치관이 행동에 대한 의향에 영향을 미치는 것
* 의향에 영향을 미치는 요소로 인지된 행동 통제를 포함.

(1) 행동에 대한 태도

행동에 대한 태도는 만약 그 행동을 수행하면 어떤 결과가 일어날 것이라는 신념과 그 결과에 대한 평가에 의해서 결정된다.

(2) 주관적 규범

전통적으로 사회심리학자들은 개인의 행동에 주변인들의 태도와 행동이 미치는 영향에 대해 관심을 가져왔다. 이는 타인의 특정 행동에 대한 견해가 개인의 태도와 행동에 영향을 주기 때문이다. 특히 부모, 친구, 선생님 같은 중요한 사람에게 영향을 받을 뿐만 아니라, 동료그룹, 가까운 그룹, 개인책, 영화 속의 인물, 스타에게도 영향을 받는다.

(3) 지각된 행동통제

특정한 행동수행의 어려움이나 용이함을 지각하는 정도를 말한다. 즉, 어떤 행동에 대해 얼마나 수행하기 어려운지, 성공적으로 행동을 수행할 수 있는지에 대해 개인이 지각하는 정도에 따라 행동이 영향을 받게 된다.

[참고]

계획된 행동이론에 근거한 금연교육의 전략사례

계획된 행동이론	전략
행동에 대한 태도	• 담배를 피우고 싶어 하는 청소년의 경우 광고나 담배를 피우는 사람들로 인하여 담배에 대한 호의적인 태도를 가지게 될 것이며, 흡연을 하는 것이 성숙한 모습으로 인지함. • 흡연과 그 결과에 대한 긍정적인 태도로 인하여 흡연을 시도할 가능성이 높아짐.
주관적 규범	• 담배를 피우고 싶어 하는 청소년이 부모가 허락하지 않는 경우에는 흡연을 시작하기 어렵지만, 부모의 관심을 끌기 위해 부모가 허락하지 않아도 흡연을 시작하는 경우 • 자신의 주변인들이 실제로는 청소년 흡연에 대해 호의적이지 않더라도 청소년 자신이 호의적일 것이라고 믿으면 흡연을 하게 됨.
지각된 행동통제	• 비록 청소년 자신이 흡연에 대한 긍정적인 태도를 지니고 있고, 사회적으로도 흡연에 대한 긍정적인 인식이 형성되어 있다 할지라도 자신이 감당하기에 어려움이 많다고 인식한다면 흡연을 하지 않게 됨.

[활동]

학습자가 상황을 설정하여 건강신념모형의 전략을 완성하기

계획된 행동이론	전략
행동에 대한 태도	
주관적 규범	
지각된 행동통제	

3. 범이론적변화단계 모형Transtheoretical, TTM

* 프로카스카Prochaska에 의하여 개발되고 발전된 이론
* 개개인의 건강생활습관 정도 및 태도, 지식 등에 따라 보건 교육적 접근법을 달리하여 접근하는 방법
* 단계이론에서는 건강생활에 대한 개인의 준비단계를 계획이전단계, 계획단계, 준비단계, 행동단계, 유지단계로 구분

(1) 계획 이전단계stage of precontemplation

계획 이전단계는 변화 계획이 없는 단계이다. 자신의 행동에 문제를 갖지 않으며, 변화하여야 할 필요성을 느끼지 않는다. 이러한 대상에게는 변화의 이익을 강조하고, 압력이 적은 정보를 많이 제공하는 것이 효과적이다.

(2) 계획단계stage of contemplation

계획단계는 문제를 인식하고 곧 행동변화를 하겠다는 생각을 하는 단계이다. 이 단계에서는 주위로부터 자극(가까운 사람의 흡연 관련 죽음, 본인의 심장발작 등)이나 동기부여가 없다면 이러한 단계가 지속되면서 올바르지 못한 행동이 계속될 수 있다.

(3) 준비단계stage of preparation

준비단계는 구체적인 행동실행계획이 잡혀있는 단계이다. 이 단계에서는 실행가능한 목표를 설정하는 것이 중요하다. 또한 금연교실 등 실천교육행동 중심적인 프로그램, 자가 학습용 인쇄물을 통한 교육방법이 효과적이다.

(4) 행동단계stage of action

행동단계는 건강한 생활습관을 갖기 위하여 노력하는 단계로 개인적인 시간과 노력을 상당히 투자하여야 하는 기간이다. 이 단계는 사람에 따라 1일~6개월 정도 지속되며, 이 기간 중에는 건강행동이 일정하게 지속되지는 않는다.

(5) 유지단계stage of maintenance

유지단계는 중독성 또는 습관성이던 불건전한 행동이 없어진 단계로, 새로운 생활습관이 6개월 이상 지속된 경우이다. 이러한 생활습관이 지속적으로 유지되기 위해서는 주위의 지원이 절대적으로 필요한 시기이다.

[참고]

행동변화단계에 근거한 체중관리의 전략사례

행동변화단계/교육목표	보건교육 접근방법 / 전략
계획전단계/동기유발	비만의 심각성 인식 형성, 비만 관련 지식제공
계획단계/의사결정	건강행동변화의 이익에 관한 구체적 설명
준비단계/구체적 계획	긍정적 역할모델 제시를 통한 행동계기마련, 합리적 구체적 목적 설정
행동단계/행동지속	식습관, 신체활동 등의 건강행동 자기 모니터링
유지단계/행동의 습관화	일시적 실수 경험에 대한 부적절한 귀인교정

[활동]

학습자가 상황을 설정하여 행동변화단계이론의 전략을 완성하기

행동변화단계/교육목표	보건교육 접근방법 / 전략
계획전단계/동기유발	
계획단계/의사결정	
준비단계/구체적 계획	
행동단계/행동지속	
유지단계/행동의 습관화	

4. 사회학습 인지이론 Social Learning Cognition Theory

* 반두라Bandura에 의하여 제시된 이론
* 인간이 건강과 관련된 행동을 하게 되는 사회심리적 요소들의 역동적 관계와 행동변화를 촉진시키는 방법을 설명하는 이론
* 여러 가지 이론들을 선택적으로 채택하여 사람들이 특정 행동을 습득하고 유지하는 방법을 설명하는 학습이론

(1) 상호결정론 reciprocal determinism

사회학습이론의 기본적인 전제는 개인person, 행동behavior, 그리고 그 행동이 수행되는 환경environment이 끊임없는 동적인 상호작용을 하고 있다는 것이다.

① 환경은 개인이 특정기능을 수행해야 하는 사회적 · 물리적 상황을 제시

② 행동을 장려하거나 억제하게 함

③ 개인은 행동할 수 있는 능력을 가지며, 자신의 행동을 통제할 수 있는 잠재력

(2) 자기효능이론 self - efficacy theory

① 행동에 영향을 미치는 가장 중요한 개인의 인지활동 : 자기 효능감self- efficacy과 결과에 대한 기대outcome expectations

② 특정 행동을 수행할 가능성이 높을 때 : 자기효능감이 높고 그 행동을 행하였을 경우 그 결과에 대한 기대가 긍정적일 때

예) 체중감소를 위한 노력을 할 때 노력의 초기에 체중감소에 대한 성공경험은 자신감을 생기게 하고 지속적인 노력을 하게 함.

- 수행경험performance accomplishments
- 대리경험vicarious experience
- 언어적인 설득verbal persuasion
- 생리적 상태physiological state

(3) 환경의 영향

1) 강화reinforcement

① 행동의 결정에 중심적인 역할을 하고 있는 것.

② 현재 행동의 결과가 이후 행동수행의 가능성과 빈도에 영향을 미친다는 이론

③ 행동의 결과보다는 행동의 결과에 대한 개인의 해석, 즉 인지된 결과가 더 중요

예) 두 명의 중년이 운동프로그램을 할 때 근육 쑤심과 경직을 경험할 수도 있다. 한 명은 이 증상을 손상이나 병이라고 생각하여 그만두게 되었고, 다른 한 명은 효과적인 운동으로 인한 약간의 불편함으로 간주하여 프로그램에 좀 더 열심히 참여하게 될 수도 있다는 것이다.

④ 개인이 직접 경험하지 않았지만 타인의 경험을 관찰한 후 강화를 받는 것.

예) 우리가 텔레비전 광고에서 매력적인 사람이 특정행동을 하는 것을 관찰한 후, 같은 상황이 현실에서 일어나면 광고에서와 동일한 행동을 하게 되는 것.

– 자기강화, 즉 환경과는 독립적으로 개인의 통제 하에 있는 과정

2) 관찰학습observational learning

① 개인이 다른 사람의 행동을 보고 그 사람이 받은 강화reinforcement를 관찰할 때 발생 : 대리보상vicarious reward 또는 대리 경험vicarious experience

예) 어떠한 학생이 학교에서 다른 학생이 담배를 피우고 그에 따른 보상이나 처벌받는 것을 관찰하였을 때, 만약 그 담배를 피운 학생이 보상을 받는다고동료로부터 우대를 받는 것 등 생각하면 그것을 관찰한 학생은 앞으로 담배를 피울 확률이 높아짐.

(4) 자기규제 행동self – regulated behavior

① 반두라Bandura는 인간의 행동이 외부 환경에 의하여 항상 변화되지 않고 일관된 경향을 보이는 것으로 이는 각 개인마다 내재된 일련의 수행기준과 도덕률에 근거한다.

② 자기관찰, 자기평가, 자기강화는 인간이 일관되게 행동하는 근거 기전

1) 자기관찰self- observation

① 자기관찰은 강력한 학습경험이므로 교사나 부모 및 행동변화 전문가들은 이 방법을 대상자들에게 권장

② 공식적이거나 비공식적인 학습경험 : 인간행동의 다양한 측면에 대하여 더 많이 알게 되고 이전에는 중요하지 않게 생각했던 스스로의 행동에 좀 더 관심을 기울임.

③ 자신의 행동을 객관적 시각으로 보는 능력 : 개인차가 다양

④ 감정은 자신의 행동에 대한 개인의 시각을 왜곡시킬 수 있는 한 요인

2) 자기평가self- judgement

① 개인이 타당하고 현 상황에서 적용가능하다고 생각하는 일련의 내면화된 기준 : 직접적인 교육, 특정행동에 대한 사회의 평가반응으로부터 또는 타인에 의해 만들어진 자기평가적 기준

② 직접교육 : 아이들에게 옳고 그른 행동을 명백하게 가르치는 것.

③ 평가적인 사회반응 : 한 사람의 행동에 대하여 사람들이 일반적으로 반응하는 칭찬이나 경멸이나 무관심 등의 반응을 보는 방법

④ 타인에 의해 만들어진 자기 평가적 기준 : 자신이 속한 사회에서 특별히 존경하거나 동일시하는 특정한 사람의 영향

3) 자기반응self- reaction

① 자신을 관찰하고 판단한 후 그에 따른 보상을 주거나 처벌을 하는 과정

② 보상이나 처벌은 은밀하게 내재적 : 자신에 대한 존중감을 증가시키거나 감소시키는 형식, 장기적 효과를 보이는 특색

③ 직접 외부로 나타나는 행동 : 체중감량을 시도한 사람이 목표체중에 도달했을 때 새 옷을 사거나 좋은 레스토랑에서 저녁을 먹는 것.

[참고]

다양한 건강행동이론에서 제시하는 금연결정요인

금연결정요인		HBM	TRA	TPB	SCT	TTM
태도에 관련된 믿음	금연의 긍정적 결과가 부정적 결과보다 강조					
자기효능감행 등 통제에 대한 믿음	금연실천 능력에 대한 믿음					
규범 관련 믿음 및 활동	주위 사람들이 나의 금연을 원함. 금연을 위한 지지					
	주위 사람들의 금연실천					
위험 인식과 정서적 반응	흡연결과에 대한 위험인식					
의도 /참여 /기획	금연의도, 현실적 금연목적 설정, 금연을 위한 최선의 노력					

[7주차]

직무능력 평가 I

1. 보건교육방법에 대해 간단히 설명하시오

① 배심토의

② 심포지엄

③ 그룹토의

④ 강의

⑤ 역할극

⑥ 브레인스토밍

2. 사회자가 '고혈압 자가관리'라는 주제로 2~5명 정도의 전문가를 불러 10~15분 발표 후 청중들에게 질문을 주고받는 형식의 학습방법은?

① 심포지엄 ② 패널토의 ③ 집단토론
④ 분단토의 ⑤ 배심토의

3. 보건교육사가 산후조리원에서 산모들의 산후회복을 위해서 산후체조를 가르치려고 할 때 가장 좋은 방법은?

① 강의 ② 시범 ③ 역할극 ④ 패널토의 ⑤ 심포지엄

4. 저소득층이나 노인층에 가장 적합한 보건교육방법은?

① 가정방문 ② 심포지엄 ③ 버즈세션 ④ 세미나

5. 청소년 학교폭력에 대해 2~3명의 전문가가 각자의 주장을 순서대로 제시하고 토의하는 방법은?

① 세미나 ② 강의법 ③ 심포지엄
④ 패널토의 ⑤ 브레인스토밍

6. 대학에서 교수 지도 하에 학생들이 건강생활실천에 대해 토론하고 연구하는 교육방법은?

① 강의 ② 세미나 ③ 페널토의 ④ 버즈세션 ⑤ 브레인스토밍

7. 장애아동을 둔 부모 100명을 대상으로 아동 양육 스트레스 해결책을 모색하고자 한다. 참여자 모두가 스스로 경험한 스트레스 해결방법을 알리고 다른 참여자의 경험도 공유할 수 있기를 기대한다면 어떤 집단지도방법이 적합한가?

①심포지엄 ② 배심토의 ③ 분단토의
④ 역할극 ⑤ 시범회

8. 다음의 수업학습법은?

반두라Bandura의 사회학습이론에 근거를 두고 있다.
구두설명과 시각적 제시가 주종을 이루고 있다.
학습자들의 주의포착과 주의집중에 효과적인 방법이다.

① 시범수업법 ② 역할학습법 ③ 토론식수업법
④ 구안학습법 ⑤ 게임수업법

9. 학교에서의 학급활동을 통한 보건교육을 실시해야 하는 조건으로 알맞은 것은?

(가) 정보 공유에서 이해하는 속도가 비슷한 경우
(나) 교육대상의 수준이 비슷하고 사전 지식이 동일한 경우
(다) 보건교육의 준비와 실시에 필요한 충분한 시간과 노력이 있는 경우
(라) 교육내용이 비교적 어렵지 않아 짧은 시간으로 교육이 가능한 경우

① (가), (나), (다) ② (가), (다) ③ (나), (라) ④ (라) ⑤ (가), (나), (다), (라)

10. 지역사회 노인들을 대상으로 보건교육에 대한 요구를 사정하려고 한다. 적절한 방법은?

(가) 노인들의 건강행위를 관찰
(나) 노인과 그 가족들과 대화
(다) 노인의 방문건강관리기록지를 분석
(라) 노인을 대표하는 초점그룹focus group과 모임을 갖고 자유롭게 토론

① (가), (나), (다) ② (가), (다) ③ (나), (라) ④ (라) ⑤ (가), (나), (다), (라)

11. 고등학교 학생들 대상으로 금연교육을 할 때 폐암 사진을 보여주면서 동기를 유발하는 단계는?

① 도약단계 ② 도입단계 ③ 전개단계
④ 종결단계 ⑤ 평가단계

12. 능률적인 학습 환경을 위해 고려해야 할 요인이 아닌 것은?

① 환기와 채광
② 교육장의 분위기
③ 주위로부터 격리된 조용한 장소
④ 교육장소의 교육자를 위한 의자 크기
⑤ 학습자를 모두 수용할 수 있는 크기의 교육장

13. 지역사회에서 주민에게 반상회를 통한 감염병 예방법 보건교육 시 교육단계 중 제일 마지막 단계는?

① 감염병에 대한 관심
② 교육 내용을 정리
③ 감염병에 대한 교육을 실시
④ 감염병에 대한 사전 지식 파악
⑤ 역할극을 통해 정보를 제공

14. 보건교육계획안 작성단계 중 도입단계의 목적으로 옳지 않은 것은?

① 사전 지식을 확인
② 대상자의 흥미를 유발
③ 대상자 학습동기를 증가
④ 핵심 학습정보를 제공
⑤ 이전 시간 학습내용을 기억

15. 보건교육사가 흡연자의 금연 유지단계에서 해야 할 역할은?

① 흡연 유혹을 거절할 수 있는 방법을 훈련

② 담배 유해성분을 확인할 수 있는 실험에 참여

③ 흡연이 건강에 미치는 영향에 대해 교육

④ 흡연으로 인해 미숙아 분만 사례를 소개

⑤ 금연에 대한 유익성과 장애성에 대해 정보를 제공

16. 수업에 관한 내용에서 가장 포괄적이고 합리적인 것은?

① 수업은 교사와 학습자 간의 인격적 상호작용을 전제로 함.

② 교사가 교육내용을 전달하기 위하여 계획적으로 진행하는 과정

③ 반복과 연습에 의하여 비교적 지속적으로 나타나는 행동의 변화

④ 수업은 교사가 지식을 전달하기 위하여 다의적으로 학습을 처방하는 것.

⑤ 학습자가 특정한 조건하에서 특정한 행동변화에 도달할 수 있도록 내 · 외적 환경을 체계적으로 조작하는 과정

17. 산업장의 보건교육에 대한 설명으로 옳은 것은?

(가) 산업장의 보건교육은 소비적인 활동

(나) 보건교육을 통하여 근로자의 건강증진과 안전을 보호

(다) 근로자의 건강한 작업환경 유지와 건강향상에 도움

(라) 산업장은 건강위험 요소가 많기 때문에 보건교육을 통한 건강증진이 필요

① (가), (나), (다) ② (가), (다) ③ (나), (다), (라)

④ (라) ⑤ (가), (나), (다), (라)

18. 노인의 학습의욕을 높이는 데 필요한 사항과 관련이 <u>적은</u> 것은?

① 노인의 경제적인 어려움을 해소시키는데 주력

② 질환이나 지각장애가 학습에 악영향을 미치는 것을 항상 인식

③ 노인의 흥미정도를 평가하고 교육내용은 친숙하기 쉬운 분야

④ 노인학습이 안고 있는 문제에 맞추어서 교육목표와 과정을 설정

⑤ 노인 학습자가 자기 자신에 대해서 긍정적인 인상을 가지도록 지원

19. 절주프로그램의 성공여부를 예측하기 위한 반듀라의 사회학습이론에 중요한 요인은?

> ㈎ 절주행위에 따른 기대되는 보상
>
> ㈏ 술을 끊을 수 있으리라는 자기확신
>
> ㈐ 절주행위에 대한 의미있는 다른 사람의 태도
>
> ㈑ 절주를 하면 심혈관질환을 비롯한 건강위험이 상당히 줄어들 것이라는 기대감

① ㈎, ㈏, ㈐　② ㈎, ㈐　③ ㈏, ㈑

④ ㈑　⑤ ㈎, ㈏, ㈐, ㈑

20. 건강신념모형의 구성요소 중 '비만아동이 정상체중 아동에 비해 각종 성인병에 걸릴 확률이 높다'는 정보를 제공해주는 보건교육 프로그램의 전략은?

① 인지된 심각성　② 인지된 감수성　③ 인지된 유익성

④ 인지된 장애성　⑤ 행동의 계기

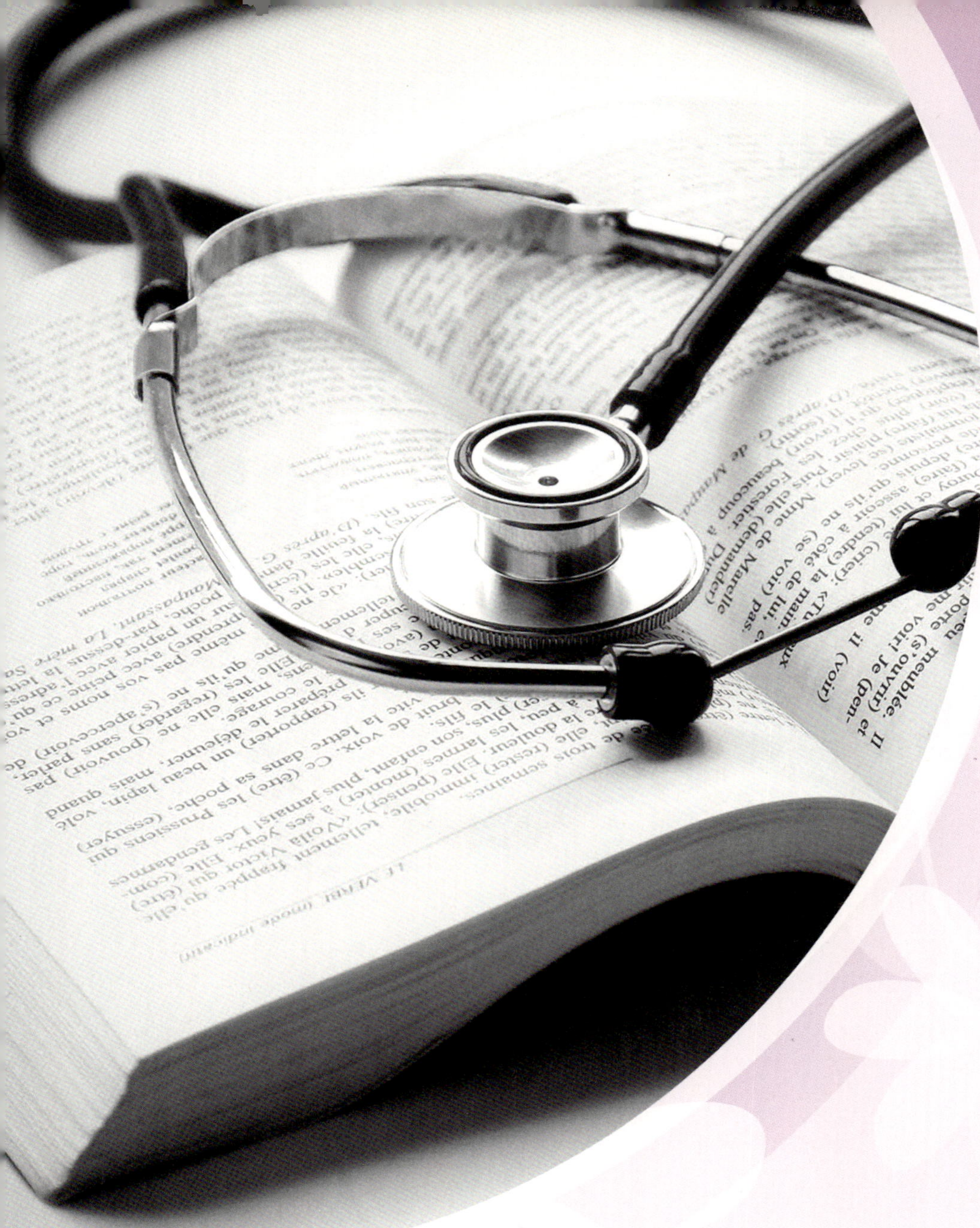

Chapter Ⅲ 교육매체

[학습 1] 교수 – 학습의 구성

[8주차]

Chapter
Ⅲ
교육 매체

[학습 3] 교육 매체 이해하기

1. 교육 매체 이해

1. 교육 매체란?

* 교육목표가 효과적이고 효율적으로 달성 – 교수자와 학습자 사이 또는 학습자와 학습자 사이에 필요한 커뮤니케이션이 발생하게 하는 다양한 형태의 매개 수단
* 내용을 구체화하거나 보충하여 학습자가 명확히 이해할 수 있도록 도와주기 위해 사용되는 모든 기계나 자료
* 모형 · 사진 등의 자료 · 슬라이드 · 비디오 등과 같이 교수학습 과정에서 교수자의 교육활동을 도와주는 보조기구파워포인트 슬라이드 · 비디오테이프, 컴퓨터와 교육용 소프트웨어 등
*교수학습자원resources의 의미로 인적 자원people · 학습내용message · 학습환경environments · 시설facilities, 기자재software & hardware 등

2. 교육 매체의 역할

① 동기유발을 촉진

② 전통적인 학습환경을 더욱 강력하고 효과적으로 만듦

③ 새로운 교육방법을 가능

④ 교수자의 생산성을 증가

⑤ 정보화시대에 필요한 기능을 습득

⑥ 인지발달에 도움

3. 교육 매체의 기능

① **매개적 보조기능** : 주의 집중, 동기유발

② **정보전달기능** : 신속 정확 대량

③ **학습 경험구성** : 기술 기능

④ **교수기능** : 지각 인지 표현

4. 교육 매체 개발이론ASSURE 모형

① **학습자 분석** : 학습자의 특성과 방법, 매체, 자료들의 내용이 일치

② **목표 진술** : 적절한 학습방법과 매체를 선정하는 지침이 되고, 적절한 평가를 가능하게 함

③ **매체자료의 선정** : 교육상황, 장면, 학습자 변인, 목표의 성질에 따라 각 매체 특성을 고려

④ **매체와 자료 활용** : 사전 검토 및 준비, 수행을 위한 체계적 접근방안을 모색

⑤ **학습자의 참여 유도** : 학습자의 능동적인 참여를 독려하기 위해 즉각적인 질문, 즉각적인 필기 활동, 보거나 들은 것에 대한 선택·판단·결정 요구, 보거나 들은 활동 또는 기술 등과 관련된 수행을 제공

⑥ **평가와 수정** : 평가의 유형, 내용, 방법 등

2. 교수매체 선정 시 고려사항

1. 학습목표

2. 학습내용

3. 학습자 특성

4. 교육환경

5. 매체 특성

3. 교수 매체 절차

(1) 학습자 분석

매체를 활용하는 교육에 참여하는 학습자들의 일반적인 특성학년, 문화적, 경제적 특성 등, 사전 능력학습할 주제와 관련된 지식, 기술, 태도, 학습스타일을 분석

(2) 교육에서 달성하고자 하는 목표를 가능한 구체적

'교육목표는 교육이 끝났을 때 학습자가 무엇을 할 수 있을 것이다.'라는 문장 형태목표 행동이 수행될 조건과 목표가 달성되었다고 받아들일 수 있는 수행수준의 정도를 함께 제시

(3) 매체 선정

학습자와 교육목표를 달성할 수 있도록 하기 위한 적절한 매체를 선택

기존의 이용 가능한 자료를 선택하거나, 기존 자료를 부분적으로 변형하거나, 새로운 자료를 설계 및 개발

(4) 준비된 자료의 활용 계획

우선 자료를 읽고 실제 상황에서 매체자료를 활용하는 실행 연습교육을 준비하고, 필요한 기자재와 시설을 점검한 후 매체활용 기법을 이용

(5) 학습자의 참여를 적극 유도

교육에서 학습자들이 새로운 지식이나 기술을 배우고, 각자의 학습노력에 대한 적절한 피드백을 받을 수 있도록 충분한 기회를 제공

(6) 매체의 영향과 효과에 대한 평가

학습자들이 교육 목표를 달성했는지, 교육방법과 매체가 학습자들이 목표를 달성하도록 도와주었는지, 모든 학습자들이 자료를 적절하게 사용할 수 있었는지 등을 평가,

평가된 결과를 토대로 다음 교육을 위한 계획을 수정

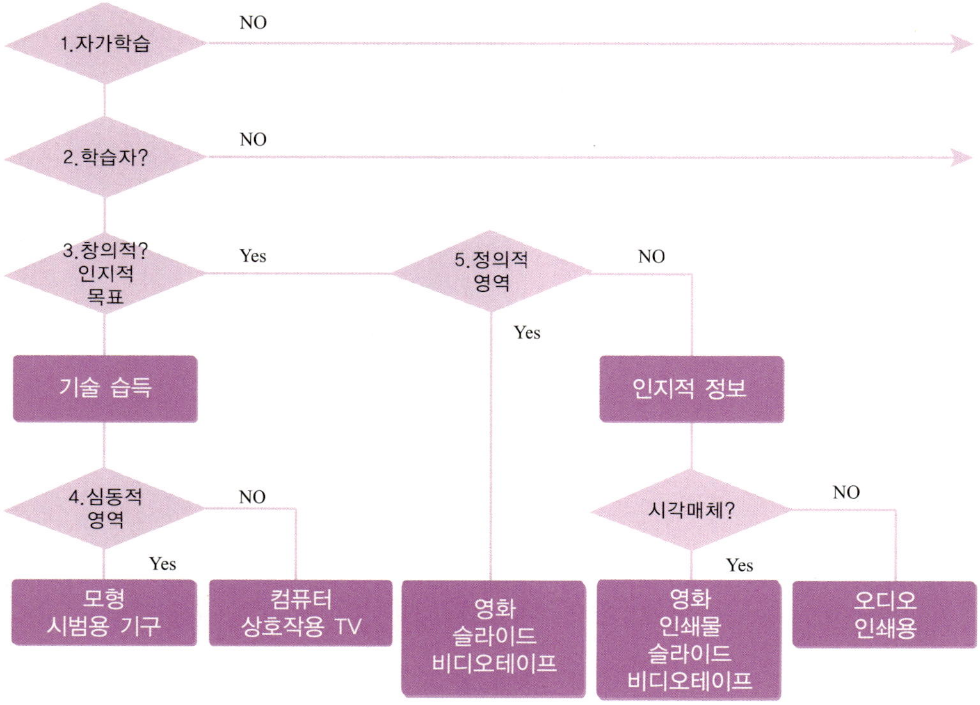
1.자가학습
NO
2.학습자?
NO
3.창의적?
인지적
목표
Yes
5.정의적
영역
NO
Yes
기술 습득
인지적 정보
4.심동적
영역
NO
Yes
시각매체?
NO
Yes
모형
시범용 기구
컴퓨터
상호작용 TV
영화
슬라이드
비디오테이프
영화
인쇄물
슬라이드
비디오테이프
오디오
인쇄용

교육매채 선택절차

4. 교육자료 개발

1. 교육자료의 디자인 원리 – 화면의 구성요소

(1) 문자정보

① 의미있고 친숙한 단어를 선정

② 한 가지 의미로 해석되는 단어를 사용

③ 특수용어나 약어는 학습자가 익숙해진 후 사용

④ 긍정문과 능동문을 사용

⑤ 사실에 입각하여 제시

⑥ 학습자의 특성과 읽기 수준에 따라 글자 크기와 줄 사이의 공간을 조절

(2) 화상정보

그래픽, 청사진, 애니메이션, 비디오 등은 경우에 따라서 글을 사용하는 것 보다 내용을 더 잘 묘사할 수 있기 때문에 정보의 파급 효과가 큼.

① 실질성 & 정확성

② 명백해야 하며, 불필요한 부분이나 모호한 부분을 삭제

③ 일관성 있는 자료

④ 전체화면과의 조화성 : 문자의 크기와 위치 조정

⑤ 학습 의도 및 학습효과를 고려 : 애니메이션 사용

⑥ 애니메이션의 양 : 전체 프로그램의 양, 로직, 기억용량, 개발기간 등을 고려하여 조정

⑦ 비디오 사용 : 핵심적인 내용은 부각

⑧ 비디오 영상이 제시 : 기타 화면 요소들에 영향을 주어서는 안 되며, 화질이 선명해야 함.

(3) 음향정보

① 목적이 없는 음향 : 학습에 도움이 되기보다는 오히려 역효과

② 음향의 사용 : 교육의 통합적 목적

③ 음향은 목적이 있을 때만 사용하는 것이 바람직

예) 날아가는 비행기를 화면에 제시할 때, 공장의 움직임을 묘사할 때는 그에 수반되는 음향효과를 제시하는 것이 효과적

(4) 시각정보

그림이나 그래픽 : 자료를 강조하거나 학습자의 주의를 끌 때, 중요한 부분을 강조하는 데 효과적으로 사용

① **영상의 현실성** : 실제의 색상에 가깝게 선택

② **한 화면에서 지나치게 많은 색을 사용** : 효과나 미적 가치 면에서 오히려 역효과

③ **같은 색상만을 사용** : 단조로움

④ 색상의 심리적 영향 측면도 고려

예) 남성미 – 검붉은 색이나 갈색,

명성이나 부 – 금색이나 은색 등

⑤ 한국인이 선호 하는 색상위주

2. 교육 매체의 유형

학습자의 오감을 기준으로 한 교육 매체의 분류

분류		종류	특징
시각 매체	비투사 매체	그림, 모형, 디오라마, 실물, 차트, 사진, 그래프, 포스터, 만화, 칠판, 괘도 등	광학적, 전기적 투사방법을 사용하지 않음
	투사 매체	필름 스트립, 슬라이드, 영화, OHP, 실물 화상기	광학적, 전기적 투사 방법을 사용
청각매체		카세트테이프, 녹음기, 레코드음반, 오디오카드, 라디오, CD	청각적 정보 전달
시청각매체		VCR, 영화, TV, 동영상	시각과 청각적 정보를 동시에 활용
컴퓨터활용매체		멀티미디어, 양방향 TV, 상호작용비디오, 인터넷	컴퓨터를 기반으로 함, 통합적이며 학습자와 상호작용이 가능

3. 교수자료와 학습자료

시청각 자료의 유형과 프로그램의 형식

프로그램의 유형		특징	사용할 수 있는 프로그램의 형식					
			수업식	해설식	극화	놀이	인터뷰	중계방송
자율학습형 (설명형)		학습자 혼자서 프로그램을 보면서 학습할 수 있다.	●	●	◎	◎	◉	◎
교육 보조형	문제 제시형[1]	교육 중에 문제를 제시하고 학습자가 풀 기회를 준 후 답을 제시한다.	◉	×	●	◉	●	◉
	자료 제시형	수업내용을 보충할 수 있는 자료를 제시한다.	×	●	◉	◉	◉	●
	토론 유도형[2]	학습자가 시청 후 토론할 수 있는 자료를 제시한다.	×	×	●	◉	●	◎

㈜ ● : 아주 적합함 ◉ : 적합함 ◎ : 사용 가능함 × : 사용하지 않을 것을 권장함

[1] 문제제시형 : 정답의 확인에 초점을 둠

[2] 토론유도형 : 토론의 과정과 태도, 공개토론 등에 영향을 주기 위해 활용함

4. 교육자료 제작과정

(1) 제작 목적의 수립

목적 – 교수 – 학습과정에 효과를 줄 수 있는 구체적인 기능들로 결정

① **요구 분석**– 구체적인 교육 목표를 설정

② 교육과정과의 관련 및 활용

③ 학습자 특성 분석

④ 교수 목표 설정

⑤ 제작 자료의 주제 및 제목

(2) 학습 내용의 조직화

① 학습 내용 분석

② 성취 목표 진술

③ 출발점 행동

④ 평가도구 개발

(3) 학습 전략 개발 - 교수 목표의 영역을 고려하여 결정

① 진행 단계 :

② 전략 :

③ 수단 :

(4) 스토리보드 작성

• 스토리보드에 포함되어야 할 내용

① 장면 번호 :

② 제작 작업 :

③ 스케치 :

④ 내용 설명 :

(5) 제작 및 지침서 작성

(6) 평가 및 수정

5. 구체적인 매체의 선택 시 고려할 사항

① 예산한도 내에서 동원할 수 있는 매체로서 어떤 것에 어떤 프로그램이 있는가?

② 현재 국내의 매체별, 지역별 분포는 어떤가?

③ 매체별 독자 및 청취자 현황은 어떤가?

④ 매체별 국민 간의 신용은 어떤가?

⑤ 매체별로 다른 방법에 비해 장단점은 무엇인가?

⑥ 어떤 매체들을 병용할 때 그들 간의 상호보완적 상승효과를 낼 수 있겠는가?

⑦ 어떤 방법이 소집단 내의 건강문제에 관한 대화를 가장 효과적으로 촉진하고, 또 지역사회에 파고들 수 있겠는가?

[참고]

보건교육 목표에 따른 교육방법 및 매체 선택

보건교육 목표	적합한 교육 방법 및 매체
건강에 대한 의식 변화	유인물을 이용한 강의, 전시, 선전물, 캠페인, 집단 활동, 대중매체 활용 등
건강에 대한 지식 증대	유인물을 활용한 강의, 개별 교육, 전시, 선전물, 인쇄물, 대중매체, 캠페인 등
건강에 대한 태도 변화 및 올바른 결정 유도	집단 활동, 가치관 확립, 태도 변화, 올바른 결정을 적극적으로 유도할 수 있는 기술 동원
건강에 대한 행동 변화 유도	인쇄물, 집단 활동, 행동 변화 기술, 행동 변화에 사용할 기술 지도, 자조 집단
사회 변화 유도	위에 제시된 모든 방법, 정책 결정자에 대한 접촉, 압력 단체에 의한 압력, 집단 행동

[활동]

학습자는 보건교육 목표를 설정하여 그에 맞는 매체를 선택하시오.

	목표	매체
예)	급성감염병으로 인한 지역사회 주민의 건강실천교육을 우선시 한다.	대중매체

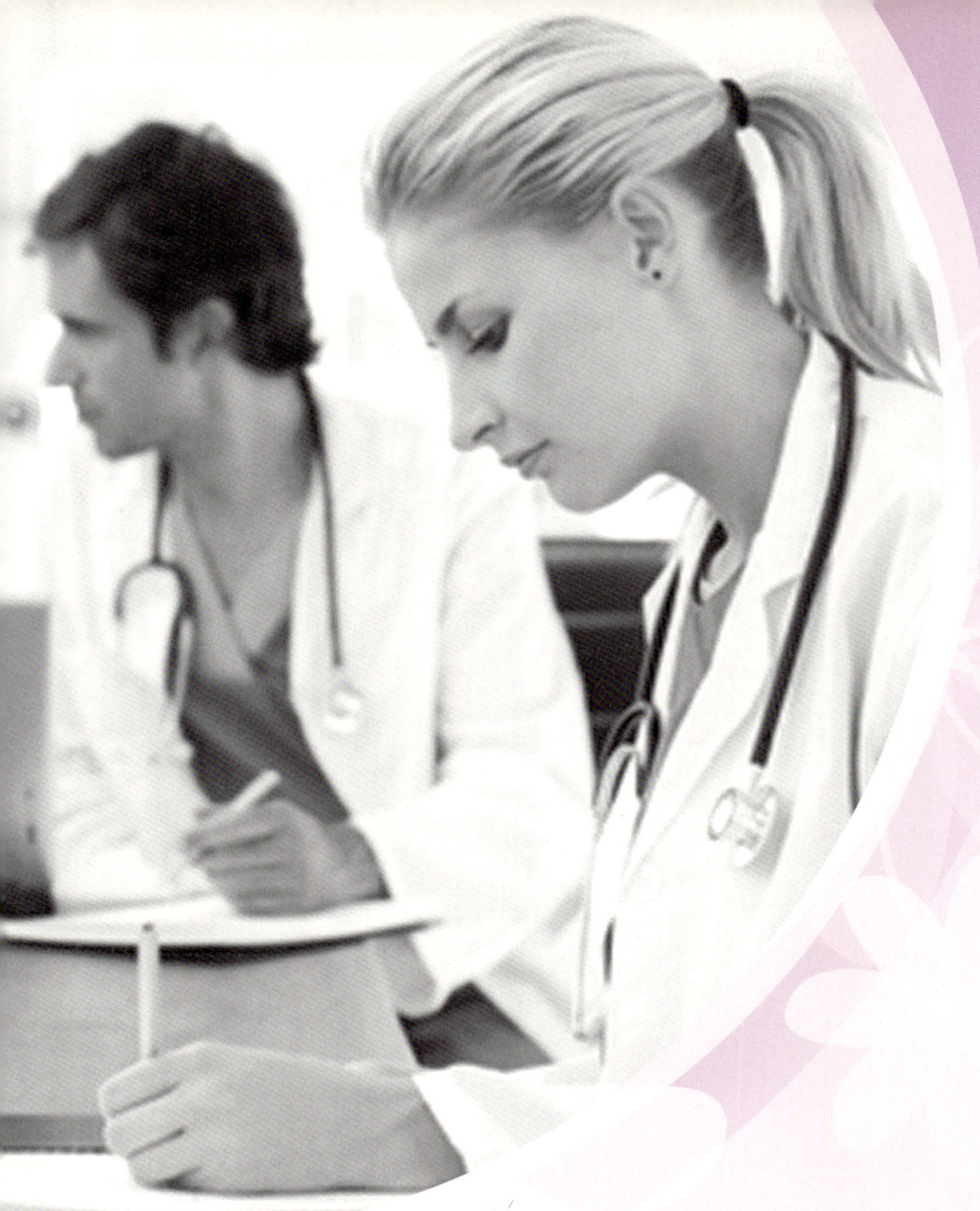

Chapter Ⅳ 보건교육 매체 개발

[학습 4] 보건교육 문서매체 개발하기

[학습 5] 보건교육 전자매체 개발하기

[9주차]

Chapter

Ⅳ

보건교육 매체 개발

[학습 4] 보건교육 문서매체 개발하기

1. 보건교육 목표 및 내용에 적합한 문서매체를 선정

문서 매체의 종류와 그 특성

1. 문서매체의 장점

① 책, 유인물소식지, 전단지, 뉴스 기사, 리플릿, 포스터, 소책자 등

② 대상자에게 전달하고자 하는 내용을 간략히 또는 구체적으로 정리하여 전달

③ 시간과 장소의 제약이 적음.

2. 문서매체의 단점

① 대상자에게 전달하고자 하는 내용을 간략히 또는 구체적으로 정리하여 전달

② 정보 제시로 학습자가 수동적 입장

3. 문서매체의 종류

(1) 소식지

① 특정 집단과 정기적으로 의사소통

* 목적

* 특징

[장점]

[단점]

(2) 리플릿, 팸플릿, 소책자

① 리플릿전단지, 1장으로 구성

* 목적 : 보건소, 병의원, 건강 관련 시설 등에서 식이, 개인 위생, 금연 등

* 특징

[장점]

[단점]

② 팸플릿몇 장으로 구성

* 목적

* 특징

[장점]

[단점]

③ 소책자팸플릿보다 분량이 많음

* 목적

* 특징

[장점]

[단점]

[활용]

학습자는 리플릿, 팸플릿, 소책자를 정리한다.

구분		
리플릿	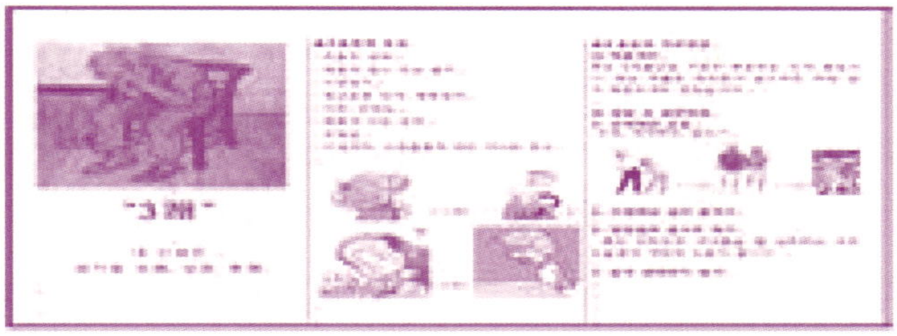	
팸플릿	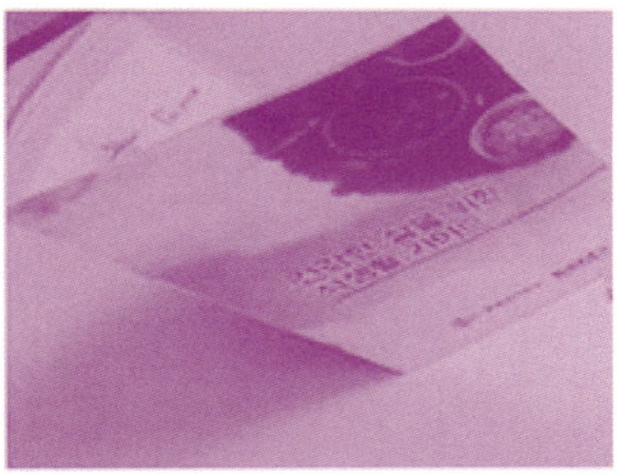	
소책자	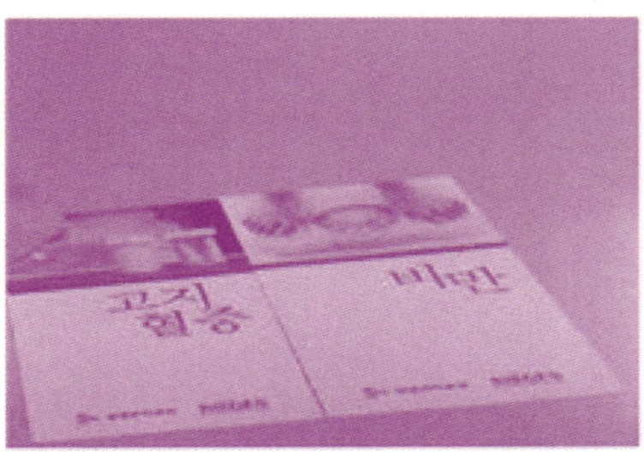	

사진 출처 : "NCS 보건교육 매체 개발" 인용

(3) 포스터

① 가로 60cm, 세로 90cm 크기의 종이에 글씨, 그림 상징들을 사용한다.

② 단순한 내용에 주의를 환기시키거나 행사를 안내하기 위해 사용된다.

* **목적** : 특정 주제와 관련하여 사람들의 인식을 향상시킨다.

* **특징** : 세계보건기구 및 보건복지부, 대한보건협회 등 각종 단체에서 제작하여 배포하는 것을 이용한다.

[장점]

[단점]

[활용]

학습자는 포스터를 정리한다.

<table>
<tr><th>포스터</th></tr>
<tr><td>
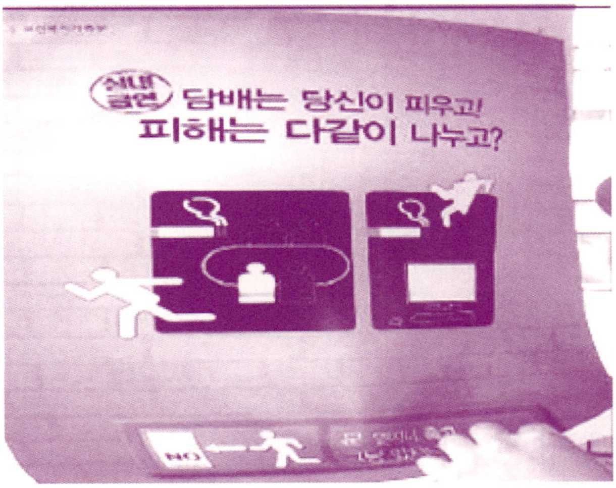

</td></tr>
<tr><td></td></tr>
</table>

사진출처 : "NCS 보건교육 매체 개발" 인용

(4) 그림-사진

① 사건이나 실생활의 상황을 설명

* 목적 :

* 특징 :

[장점]

[단점]

[활용]

학습자는 그림-사진을 정리한다.

그림-사진
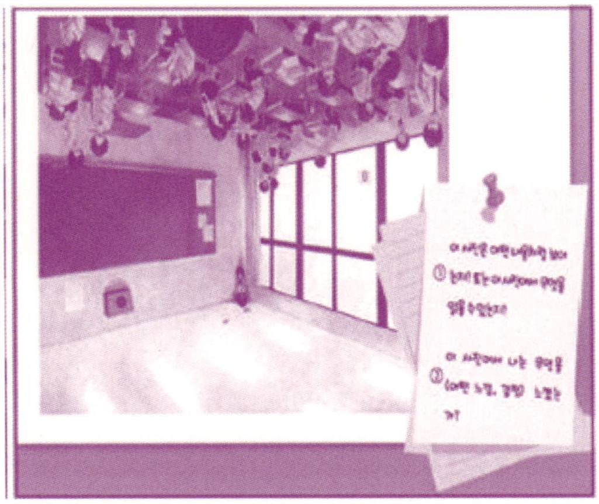

사진출처 : "NCS 보건교육 매체 개발" 인용

[활용]

학습자는 보건교육 목표를 설정하고 주제내용에 적합한 문서 매체를 선정한다.

분류	내용
일반적 학습 목표	
구체적 학습 목표	

[활용]

학습 목표 및 내용을 참고하여 하나 이상의 항목을 선택하고 그에 적합한 매체를 선정하여 기입한다.

분류	내용
일반적 학습 목표	ㅁ 인지적 영역 (매체 선정 : 글자를 이용한 리플릿)
	ㅁ 정의적 영역 (매체 선정 : 다양한 색을 사용한 그림 팸플릿)
	ㅁ 심동적 영역 (매체 선정 : 연속적 활동 그림을 사용한 팸플릿)
구체적 학습 목표	ㅁ 건강에 대한 의식 변화 (매체 선정 :)
	ㅁ 건강에 대한 지식 증대 (매체 선정 :)
	ㅁ 건강에 대한 태도 변화 및 올바른 결정 유도 (매체 선정 :)
	ㅁ 건강에 대한 행동 변화 유도 (매체 선정 :)
	ㅁ 사회 변화 유도 (매체 선정 :)

출처 : "NCS 보건교육 매체 개발" 인용

[활용]

포스터 만들기-1

① 주제 : 흡연예방

② 대상 : 초등학생

③ 목적 : 학생들의 건강을 위한 흡연 예방 활동으로 효과적이고 확실한 학생들의 참여를 목표로 한다.

④ 주제에 맞는 제목 설정하기

⑤ 시각디자인 참고 요소

[활용]

금연 포스터 만들기

[활용]

포스터 만들기- 2

① 주제 : 절주

② 대상 : 대학생

③ 목적 :

④ 주제에 맞는 제목 설정하기

⑤ 시각 디자인 참고 요소

[활용]

절주 포스터 만들기

[활용]

신체활동 포스터 만들기

[10주차]

2. 보건교육 대상자의 특성에 따른 문서 매체의 내용 구성

문서 매체 개발의 순서

1. 학습 목표 확인

2. 내용 선정

3. 구조 결정

4. 양식 결정

3. 문서 매체 개발 과정

1. 목적 및 의도

2. 목표진술

3. 학습자 고려

4. 내용의 개요 준비

5. 스토리보드 카드 제작

6. 스크립트 개발

7. 학습자 참여를 위한 매체 계획

8. 길이 고려

[활용]

학습자는 보건교육 계획안의 대상자 특성을 고려하여 그에 적합한 매체를 선정하여 기입한다.

대상자의 특성
□ 시각적 학습자 (매체 선정: 디자인과 구조 등을 잘 적용한 인쇄 매체)
□ 청각적 학습자 (매체 선정:)
□ 운동 감각적 학습자 (매체 선정: 예 : 활동 위주의 그림 활용)

[활용]

대상자의 특성에 적합한 문서 매체를 선정한다.

팸플릿 만들기

① 주제 : 학교 건강증진 프로그램

② 대상 : 초등학생

③ 목적 : 학생들의 건강 유해요인들을 감소시키기 위한 다양한 활동으로 효과적이고 확실한 학생들의 참여를 목표로 한다.

④ 주제에 맞는 제목 설정하기

⑤ 소주제 설정하기

- 논리적 순서
- 시각 디자인 참고
- 보건교육 방법과 이론 설정

⑥ 자료 선택

⑦ 팸플릿 면당 소주제 배치

⑧ 평가

[활용]

팸플릿 만들기 - 1

[활용]

팸플릿 만들기 - 2

[활용]

팸플릿 만들기 - 3

[11주차]

4. 교육매체의 특성

유형	특징	장점	단점
실물			
모형			
비디오 테이프			

유형	특징	장점	단점
슬라이드			
인쇄물			
게시판			
칠판, 화이트보드			

유형	특징	장점	단점
전자칠판			
투시물 환등기 (OHP)			
실물화상기			
동영상			

유형	특징	장점	단점
멀티미디어			
대중 매체			
디오라마			
포토보이스			

5. 시각정보 디자인할 때 고려해야 할 요소

1. 배열

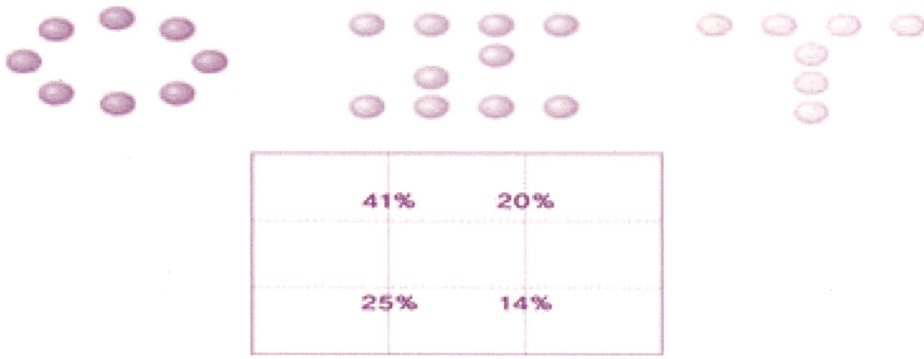

출처 : "NCS 보건교육매체개발" 인용

2. 균형

3. 색상

4. 가독성

5. 매력성

6. 적절한 그림 선택

7. 그밖에 고려해야 할 사항 : 다양성

6. 문자 정보 디자인

1. 글자체

글자체	느낌	사용용도
명조체	간결, 사무직, 무난	공식적 문서, 리포트, 교과서, 신문
고딕체	눈에 띄지만 딱딱한 느낌	제목 또는 강조, 포스트
안상수체	현대적 느낌	감각을 요구하는 그래픽 관련문서
옥수수체	전원적, 시골적	비석, 문서
샘물	귀엽고 깜찍한 느낌	편지, 시, 짧은 글
엽서체	손으로 쓴것처럼친근하고 자연스러움	편지, 엽서
휴먼옛체	눈에 잘띄고 강조	제목, 헤드라인
태나무	깔끔하고 단정	강의계획안, 투시물 자료
궁서체	고풍스럽고 붓글씨 느낌	서류, 고문, 시조, 경부조 봉투
굴림체	정돈된 느낌	컴퓨터 화면
양재튼튼	튼튼한 느낌	제목

① 글의 내용 및 목적

② 글자체의 수

2. 글자크기

3. 자간 또는 행간

4. 글자 색상

5. 글줄 길이

7. 문자정보 디자인 시 고려해야 할 사항

① 시각정보가 주는 느낌을 방해하지 않는 문자체를 사용

② 가능한 한 단순한 형태의 문자체

③ 문자의 색을 지정할 때에는 배경색과의 조화를 이루게끔 함.

④ 행간이 너무 붙거나 떨어지지 않도록 하고, 한 번에 읽을 수 있는 적당한 양

[12주차]

8. 보건교육 환경 및 상황에 알맞은 문서매체의 활용

프로그램 활용 사례

1. 고등학교 건강증진 프로그램

흡연하는 고등학생을 위한 금연 프로그램

회기	주제	목적	내용	진행방법
1	프로그램 소개 및 자기소개	1. 흡연관련 기초검진 2. 프로그램의 목적 및 내용 이해 3. 집단의 친밀감 및 소속감 형성	1. 기초검진 및 소변검사 실시 2. 집단원들의 자기소개 3. 프로그램소개 4. 기초조사	강의 그룹활동 개인발표
2	나는 누구인가?	1. 자신의 이해 2. 자아존중감 기르기 3. 자기가치관 확립	1. 자신의 장점 · 단점 확인하기 2. 과거에 성공한일, 칭찬받은 일 소개하기	강의 글쓰기 그룹활동 개인발표
3	담배는 나쁜건가요?	1. 흡연이 인체에 미치는 영향 파악 2. 자신의 흡연행위 관찰 및 평가 3. 흡연의 이득과 손실 파악	1. 청소년 흡연실태 및 문제점 2. 흡연의 유해성 3. 흡연의 유해성 실험 4. 흡연경험나누기	강의 비디오시청 그룹활동 실험

회기	주제	목적	내용	진행방법
4	계속 담배를 피우면 어떻게 되나요?	1. 지속적인 흡연의 위험성 인식 2. 담배의 유해성분인식과 금연 결심하기 3. 간접흡연의 위험성 인식	1. 담배의 유해성분과 간접 흡연의 위험 2. 생체실험 및 결과 동의 3. 흡연행위 변화일 정하기	강의 비디오시청 실험 발표 그룹활동
5	나는 변화 될 수 있어요	1. 흡연행위 변화에 대한 믿음갖기 2. 흡연을 유도하는 환경자극 통제 3. 금연자기효능 증진 4. 금연전략세우기	1. 금연행위에 대한 자신감 기르기 2. 자극통제 연습하고 적용하기 3. 담배와의 이별식 4. 금연서약서 작성	강의 비디오시청 그룹활동 발표
6	Say "No"	1. 자기주장법 습득 2. 금연동지 활동하기 3. 금단증상 이해 및 대처	1. 자기주장훈련 2. 금연동지 정하고 지지하기 3. 금단증상 4. 흡연행위 변화경험 나누기	강의 그룹활동 발표
7	스트레스 대처하기	1. 스트레스 대처법 습득 2. 의사소통 기술습득	1. 스트레스 대처 및 이완요법 2. 효과적인 의사소통방법	강의, 발표 그룹토의
8	변화된 나	1. 프로그램의 정리 2. 금연의지 다짐 3. 자조금연 준비	1. 흡연행위변화 목표달성 확인 2. 사후조사 3. 자조금연지침 4. 프로그램 정리와 평가	강의 그룹활동 발표

2. 초등학교 건강증진 프로그램

초등학생 비만 및 과체중아 관리

회기	내용	교육자료	준비물
1	1. 개강식 2. 부모교육(1) 3. 대상아동 기초조사 • 조사표, 식이, 활동자기효능, 식습관, 스트레스 4. 아동신체계측 • 키, 체중, 비만도, 혈압, 맥박, 체성분검사, 허리, 엉덩이둘레 5. 식사일지, 활동일기, 설명및배부	"우리아이가 비만이래요" 식사일기 활동일기	스크린 LED 개인별화일
2	운동교육(1) 및 처방 1. 출석표붙이기 2. 운동교육(1) 3. 운동검사 및 처방 4. 식생활일기 점검 및 스티커 보상	"운동요법"	
3	자기관찰 및 계약 1. 자기관찰 • 식사일기, 활동일기에서의 자기문제 파악 • 자신의 비만이유 발표 2. 비만도 계산하고 그래프 그리기 3. 계약서 작성하기 4. 어린이 비만관리	"어린이비만 이길 수 있어요"	
4	식이요법(1) 1. 신호등 식이요법 2. 비디오 시청 3. 어떻게 먹어야 하는가? 4. 음식별 칼로리와 단위수 알기	비디오 "영이의 영양 왕국 여행" "신호등 식이요법"	식품스티커

회기	내용	교육자료	준비물
5	식이요법(2) 1. 기초식품군 및 각 군별 교환단위 실습 • 실제 식품을 통한 실물교육 2. 간식별 칼로리 알기 3. 운동처방		식품 신호등 스티커
6	운동교육(2) 1. 운동별 칼로리 소모 2. 운동은 어떻게 해야 하나요? 3. 다이어트체조 배우기		운동기구
7	의지다지기/자신감 갖기 1. 약속실천 시 어려운 점 발표하기 "할 수 없다" 장례식 1. 현재의 나의 모습과 미래의 내 모습 그리기		대야, 성냥, 양초, 크레파스, A4용지
8	수료식 1. 변화된 나의 모습 발표하기 2. 계약에 대한 평가 3. 시상식 및 수료식 4. 사후조사 • 사후조사 표, 키, 체중, 비만도, 허리, 엉덩이 둘레, 체지방 측정		수료증 상품 사후조사 관련 준비물

3. 노인건강증진 프로그램

노인생활과학연구소 부설 시니어클럽 노인교육내용

년차	1년차	2년차	3년차
교육 기간	1999년 12월~2000년 12월	2001년 1월~2001년 12월	2002년 1월~2002년 12월
교육 특성	1. 백화점 문화센터 프로그램 일환으로 전개 2. 각 프로그램 전문강사 초빙 3. 120명의 수강생 형성 4. 매 학기 3개월 과정임 5. 강의내용 반복	1. 1년차 프로그램에 익숙한 노인들의 계속적인 참여로 집중 코스와 기초반을 나누어 강의 2. 기초반은 1년차 과정과 유사함	1. 2년차 수업에 참여한 노인만을 위한 집중교육 2. 수업과정에 맞지 않는 수강생들은 자발적 지역사회 프로그램으로 유도
프로 그램	1. 노년학 특강 2. 전문의 초빙 건강교실 3. 국내 순례 4. 나 찾기 5. 나 알리기 6. 컴퓨터 교실초급 7. 스포츠 댄스 8. 자원봉사활동	1. 자아개발 프로그램 2. 세미나 토론 프로그램 3. 건강강좌 4. 정보화교육 프로그램 5. 사회참여 프로그램 6. 자원봉사 프로그램 7. 창작공예 프로그램 8. 국제교류 프로그램	1. 자아개발 프로그램 2. 자서전 쓰기 3. 홈페이지 만들기 4. 사회참여 프로그램 5. 찾아나서는 프로그램노래교실, 민요, 수영교실, 서예, 세미나 6. 역할극
행사 내용	'세계노인의 해' 세미나	1. 웰에이징 페스티발 참여 세대공동체 프로그램참가 2. 일본 동경세타가야 로컬대학 교류 및 일본 노인시설 방문 2. 노인문제 해결을 위한 사회 심리극 및 노인 역할극 개발	1. 사회성 향상을 위한 순회교육 프로그램 참가 2. 역할극 참여 3. 웰에이징 페스티발 참가 중국 상해시 주최
기타	1. 1년차 교육은 프로그램의 전문성보다는 노인들이 즐겨하는 프로그램 탐색을 목적으로 전개 2. 토론이나 글쓰기 표현에 대한 부담감을 표출함.	1. 1년 이상 다닌 노인들의 사회성 향상과 토론이나 글쓰기, 자기표현 방법들이 뛰어남. 2. 스스로 유사한 수업의 형태를 찾아 즐겨 하며 자신의 선호하는 수업을 찾게 함.	1. 노인들의 여가형태에 따라 다양한 프로그램을 원하고 있으며 거리에 관계없이 프로그램을 찾아 노인교육에 참여하고자 함.

노인을 위한 미술치료 프로그램(15회 프로그램)

회기	프로그램제목	목적	활동형태
1	동그라미 만다라 작업/K－HTP진단	주의집중력, 시공간적 지각 및 구성능력, 전두엽 관리기능	그리기, 색칠하기
2	△,□,○똑같은 모양 찾아 구성하기	시공간적기능 향상, 주의집중력/ 색,모양 구분력 향상	구성하기, 붙이기
3	시계만들기	시공간적 지각 및 구성능력/전두엽 관리기능, 기억력학습	구성하기, 색칠하기
4	추석과 설날 상차림 비교해 그리고 꾸미기	시공간적 지각및 구성능력,전두엽 관리기능, 운동능력, 기억력 강화	구성하기, 그리기 색칠하기, 붙이기
5	먹물난화작업	시공간적기능 향상,색,모양 구분력 향상, 상상력 사고력 향상	그리기, 이미지찾기 색칠하기, 오려붙이기
6	소중한 보물상자 만들기	자기발견-소중한기억, 주의집중력, 시공간적 지각 및 구성능력, 전두엽관리기능	이미지찾기, 오려내기, 붙이기, 색칠하기
7	달력만들기 1 －봄, 여름	학습및 기억능력, 시공간적지각 및 구성능력, 전두엽관리기능, 언어 및 언어 관련 능력	그리기, 색칠하기, 숫자 정리하기, 붙이기
8	달력만들기 2 －가을, 겨울	학습및 기억능력, 시공간적 지각 및 구성능력, 전두엽관리기능, 언어 및 언어 관련 능력	그리기, 색칠하기, 숫자정리하기, 붙이기, 오려내기
9	점토작업 －가족얼굴만들기 장/단점나누기	감각작업, 시공간적 지각및 구성능력, 전두엽 관리기능	주무르기 만들기, 색칠하기
10	석고본뜨기－손작업	시공간적 지각 및 구성능력, 전두엽 관리기능	자르기, 본뜨기, 색칠하기
11	젖은도화지 색채물감 작업	색채지각 및 자유연상능력, 전두엽 관리기능, 감정 및 정서	물감붓칠하기, 생각하기, 이야기하기
12	도형을 이용한 고향풍경집 꾸미기	시공간기능 향상, 주의 집중력/색, 모양 구분력 향상	구성하기, 조립하기, 생각하기
13	회상작업꼴라쥬작업 －결혼, 출생, 졸업	시공간적 지각 및 구성능력, 전두엽 관리기능, 감정 및 정서	생각하기, 잡지오리기, 붙이기
14	신체상작업 －색동옷한지 입히기	시공적 지각 및 구성능력, 전두엽 관리기능, 운동능력, 신체인지지각	신체본뜨기, 한지오리기, 붙이기, 구성하기
15	소원나무 집단작업	시공간적 지각 및 구성능력, 전두엽 관리기능, 감정 및 정서	구성하기, 만들기, 오려붙이기

일상생활용 스포츠 액티비티

종류	방법
걷기	1. 허리를 바로세우고 배를 내밀지 않고 바로 걷는다. 2. 운동의 강도는 자신의 최대심박수의 50~60%로 한다. 3. 운동 빈도는 주당 4회가 적당하다.
스트레칭	1. 근육을 일정한 시간동안 지속적으로 편다. 2. 무리하게 반동을 주지 않는다. 3. 호흡을 부드럽고 자연스럽게 계속한다. 4. 경쟁을 금하고 다양한 동작을 실시한다.
맨손체조	1. 근육의 유연성이나 관절의 가동력을 높인다. 2. 바른 자세로 실시하는 것이 중요하다. 3. 심장에서 먼 부위부터 가까운 부위로, 약한 운동에서 강한 운동으로 실시한다.
달리기	1. 규칙적으로 실시하는 것이 중요하다. 2. 걷기 과정에서 실시하는 것이 바람직하다. 3. 운동시간은 20~30분 정도가 적당하고 주당 4회를 실시한다.

[활용1]

학습자는 아래의 자료를 토대로 프로그램을 활용하도록 한다.

지역 매스컴을 이용한 교육 · 홍보활동

① **목적** : 지역사회의 유선방송매체 및 신문, 반상회보 등의 대중매체를 이용하여, 일시에 다수의 주민들에게 신뢰성 있는 건강정보와 보건소의 사업 활동 홍보 및 이용안내 등에 관한 정보를 신속하게 전달한다.

② **대상** : 지역사회의 주민, 사업장 근로자, 학생 등 전 주민

③ **내용**

- 교육 · 홍보내용은 질병예방, 건강생활실천내용, 보건소의 건강증진사업 활동 홍보 및 이용안내, 지역보건정보 등을 중심으로 교육 · 홍보한다.
- 지역사회 건강생활실천운동에 이용할 수 있는 매스컴은 지역사회의 유선 TV 방송망, 지역신문, 시 · 군 · 구 회보, 반상회보, 기타기관 및 단체의 정기발간물 등이다.

④ **방법** : 지역사회의 유선방송망, 지역신문, 시 · 군 · 구 회보 등의 매스컴을 이용하기 위해서는 시 · 군 · 구청의 홍보과와 해당 매체의 관리자 등과 교육 · 홍보내용 및 추진계획에 대한 사전협의를 통하여 사업추진에 대한 협조를 받도록 한다.

[활용1]

[활용 2]

학습자는 아래의 자료를 토대로 프로그램을 활용하도록 한다.

① 목적 : 각종 인쇄매체의 제작·보급을 통하여 비교적 짧은 기간에 다수의 주민 및 집단을 대상으로 건강생활실천에 필요한 건강정보를 제공하고 보건소의 건강증진사업 활동을 홍보한다.

② 대상 : 지역주민, 사업장, 학교, 병·의원 및 기타 지역사회의 조직 및 단체

③ 내용

- 교육내용은 건강증진 및 질병예방을 위한 정보, 건강생활실천에 관한 계몽교육, 보건소의 사업활동 홍보와 이용안내
- 교육매체로는 소책자, 팜플렛, 리플렛, 표어, 포스터 등 인쇄매체와 비디오, 슬라이드, TP 등의 영상매체

④ 방법

- 교육·홍보자료의 개발보급은 주로 중앙에서 담당하며 지역특성적인 건강정보와 보건소의 사업홍보에 관한 매체는 보건소가 제작·보급한다.
- 교육·홍보자료의 배부는 보건소, 보건지소, 보건진료소와 병·의원 및 약국 등에 비치하여 내소자에게 배부 또는 열람토록 하거나 가두캠페인 등 각종 행사 및 집단교육 시의 참석자와 가정 방문 시 각 가정에 배부한다.

[활용2]

[13주차]

9. 보건교육 환경 및 상황에 알맞은 문서매체의 활용

1. 다문화 가정을 위한 보건교육

① 메시지 설계의 기본 원리를 적용하여 내용을 구성한다.

② 내용 구성 시 교육 대상 및 목표에 맞도록 시각적 자료를 적합하게 삽입한다.

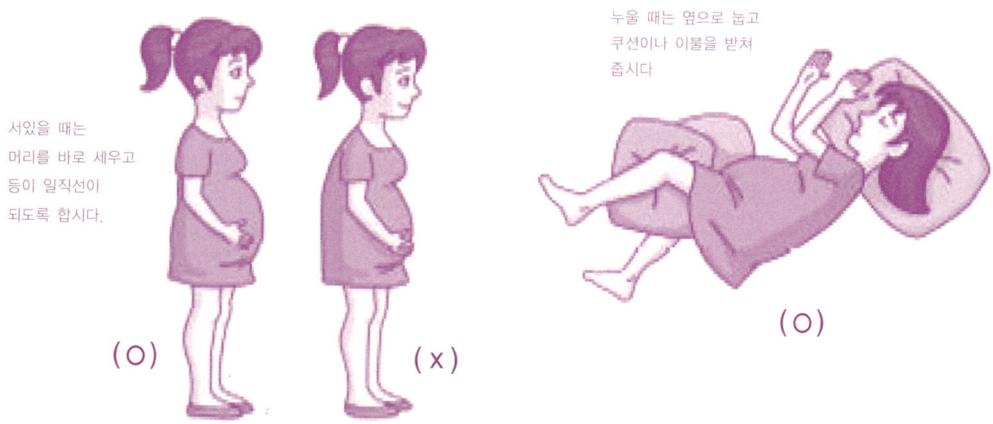

한국어 산모교육

2. 당뇨병 관리를 예방보건교육의 시각적 예시

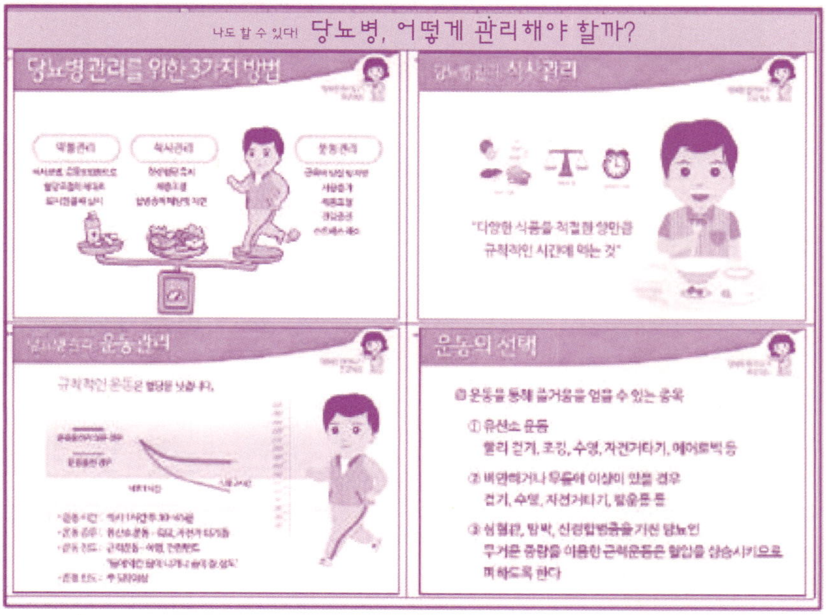

3. 어린이 눈 건강을 위한 시각적 보건교육의 예시

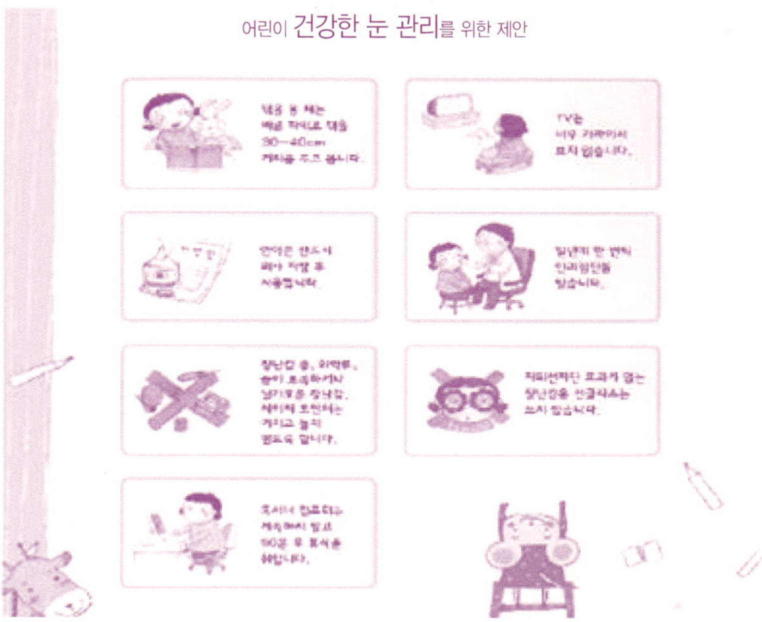

4. 고관절 운동을 위한 시각적 보건교육의 예시

고관절 운동		
1	왼쪽 옆으로 누우면서 양발은 사선을 향하게 앞으로 놓아준다. 이 때 양발 · 발목은 꺾고 오른발은 골반 높이만큼 들어준다.	• 몸통은 중립 자세를 한다. • 다리를 들 때 바닥과 평행이 되도록 한다.
2	호흡을 짧게 두 번 들이마시면서 오른발을 사선 앞으로 보내준다. 호흡을 길게 하면서 발목을 펴고 뒤로 보내준다.	

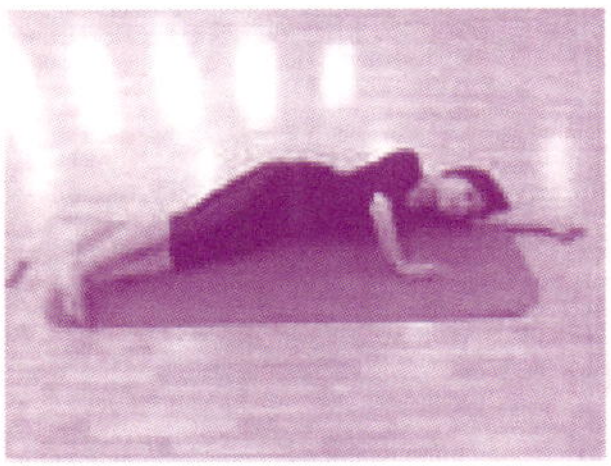
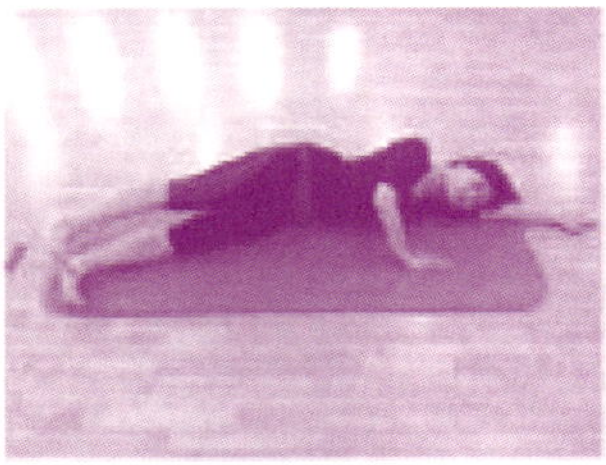
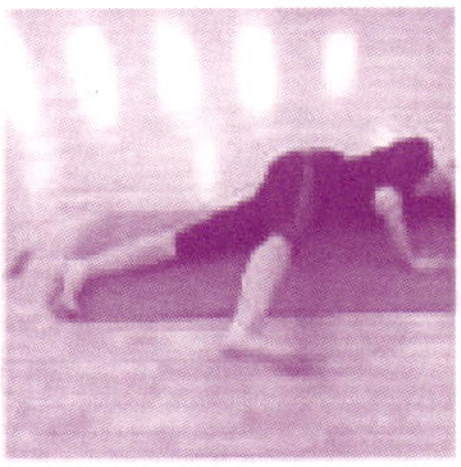
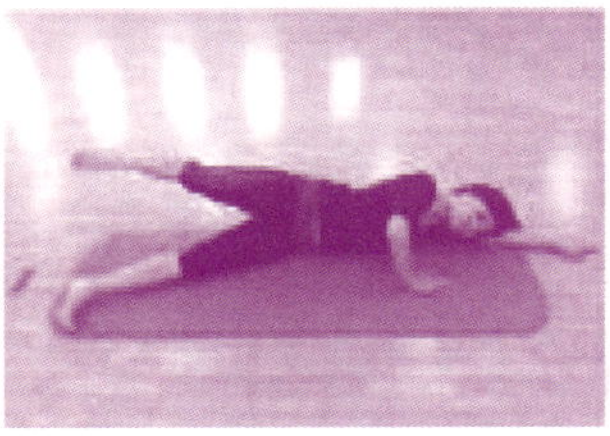

[활용 1]

절주를 위한 시각적 보건교육 지도안을 작성하시오.

[활용 2]

올바른 식습관 실천을 위한
시각적 보건교육 지도안을 작성하시오.

[활용 3]

산업장 안전교육을 위한
시각적 보건교육 지도안을 작성하시오.

[평가]

시각디자인의 평가기준

구분	평가항목	평가점수				
		1	2	3	4	5
명확성	제시된 글자나 그림의 크기는 적절한가					
	제시된 글자나 그림은 명확하게 인쇄되었는가					
	제시된 글자나 그림은 배경과 명확하게 구분되는가					
	제시된 그림은 학습자나 기타 목표로 하는 대상에 적합한가					
	주의집중전략은 적절히 활용되었는가					
	제시된 그림이나 도형이 정말 중요한 것으로만 구성되어 간결한가					
	시각적 계열화가 필요한 경우, 그 계열화는 적합한가					
효과성	제시된 요소는 균형적으로 배열되어 있는가					
	제시된 시각정보의 테두리는 적절한가					
	제시된 시각정보는 화면을 효율적으로 활용하고 있는가					
	복수의 단어와 그림이 제시되었을 대, 어느 단어가 어느 그림에 속하는지 명확하게 구분되는가					
	그림이나 사진이 제공되었을 때, 이들은 목적이 잘 나타날 수 있는 각도에서 잡은 것인가					
	제시하는 내용과 방법이 서로 일치하며 논리적인가					
매력성	제시된 시각정보는 학습자가 가지고 있는 경험이나 흥미에 부합하는가					
	제공된 시각정보가 학습자가 다음 내용에 대한 심적 준비도나 안정감을 가질 수 있도록 도와주는 일관된 스타일이 있는가					
	제시된 시각정보는 주의를 끄는가					
	제시된 시각정보는 흥미를 지속시키는가					
	제시된 시각정보는 기억을 도울 수 있는 방법을 제시하거나 포함하고 있는가					

[14주차]

10. 보건교육 환경 및 상황에 알맞은 문서매체를 활용할 수 있다.

1. 노인의 노화방지 운동 필요성에 관한 보건교육 학습계획안

<table>
<tr><td>일시</td><td>○○.○○.○○</td><td>대상</td><td>○○대
○○학과</td><td colspan="2">지도교사</td><td colspan="2"></td></tr>
<tr><td>과목</td><td>보건교육</td><td>주제</td><td>노화와 운동</td><td>차시</td><td>1/1</td><td>시량</td><td>30분</td></tr>
<tr><td>제재</td><td colspan="7">노화에 대해 알아보고 운동의 필요성 인식하기</td></tr>
<tr><td>학습목표</td><td colspan="7">1. 노화과정과 예방에 대해 말할 수 있다.
2. 노화예방식단에 대해 말할 수 있다.
3. 운동의 필요성을 알고 실천할 수 있다.</td></tr>
<tr><td>단계</td><td>학습과정</td><td colspan="4">• 교수-학습 활동</td><td>시간(분)</td><td>자료및
유의점</td></tr>
<tr><td rowspan="2">도입</td><td>학습 동기
유발</td><td colspan="4">• 노화로 무기력한 노인상 보여주기
• 활발히 운동하는 노인 보여주기</td><td>3</td><td></td></tr>
<tr><td>학습 목표
확인</td><td colspan="4">1. 노화의 원인과 예방에 대해 말할 수 있다.
2. 노화의 예방과 식이여법에 대해 말할 수 있다.
3. 운동의 필요성을 알고 실천할 수 있다.</td><td></td><td></td></tr>
</table>

〈계속〉

단계	학습과정	• 교수-학습 활동	시간(분)	자료및 유의점
전개	학습활동	1. 노화의 정의에 대해 알아보자. 2. 노화의 원인에 대해 알아보자. 3. 잘못된 식습관에 대해 알아본다. 4. 노화예방에 대해 알아본다. 5. 노인의 비만 진단에 대해 알아본다BMI. 6. 노인 비만의 합병증에 대해 알아본다. 7. 노인 비만의 예방과 치료에 대해 알아본다. 8. 운동요법에 대해 알아본다. (1) 운동의 필요성에 대해 알아본다. (2) 운동의 효과에 대해 알아본다. (3) 일반생활양식 운동에 대해 알아본다. (4) 체중조절을 위한 운동요법에 대해 알아 본다.	14	파워 포인트 설문지, 비만도 측정 기구, 간단한 운동 기구
평가	형성평가	1. 비만의 원인 2. 비만예방에 대한 알맞은 운동	3	

2. 성폭력 예방을 위한 학습 계획안

<table>
<tr><td>지도학급</td><td></td><td>장소</td><td></td><td>지도일시</td><td colspan="2"></td><td>지도교사</td><td></td></tr>
<tr><td>단원명</td><td colspan="6"></td><td>차시</td><td></td></tr>
<tr><td>성취기준</td><td colspan="8"></td></tr>
<tr><td>학습목표</td><td colspan="8"></td></tr>
<tr><td>활용콘텐츠</td><td colspan="8"></td></tr>
<tr><td>인성요소</td><td colspan="3"></td><td colspan="2">학습모형/형태</td><td colspan="3"></td></tr>
<tr><td rowspan="2">학습단계</td><td rowspan="2">학습내용</td><td colspan="6">교 수 · 학 습 활 동</td><td rowspan="2">학습자료
및
유의점</td></tr>
<tr><td colspan="3">교사</td><td colspan="3">학생</td></tr>
<tr><td>도입
(5분)</td><td>수업
준비

전시학습
확인

학습목표
제시</td><td colspan="3">1. 수업준비 확인
• 주변정리, 출석확인, 인사
• 학습준비물, 모둠 배치 확인 안내
2. 전시학습 확인
• '네 잘못이 아니야'EBS 성폭력예방교육 동영상 시청을 통해 말하고자 한 사회적 문제에 대해 질문하기
3. 학습목표 제시</td><td colspan="3">1. 수업준비 확인
• 주변 정리 및 교사의 지시에 따라 학습준비물, 모둠자리 확인
2. 전시학습 확인
• '네 잘못이 아니야'EBS 성폭력예방교육 동영상 시청을 통해 말하고자 한 사회적 문제에 대해 질문하기
3. 학습목표 확인 후 숙지</td><td>학습목표
판서</td></tr>
<tr><td>전개
(40분)</td><td>모둠학습

목표수행</td><td colspan="3">1. 모둠별로 역할극 시나리오의 입체 낭독으로 발표시킴.
• 다른 모둠의 공동체적 가치 슬로건 적게 하기
• 각 모둠 발표 시 개인은 최우수 연기 모둠 선정하게 하기</td><td colspan="3">1. 모둠별로 작성한 시나리오의 입체 낭독으로 발표함.
(5 모둠 각 약 8 분의 발표 시간 제공)
• 성폭력 대처방법
• 각자가 생각하는 성폭력 대책안발표
• 시나리오의 입체 낭독
• 시나리오를 통해 말하고 싶은 가치 슬로건 붙이기</td><td>모둠학습,
협력학습,
발표</td></tr>
<tr><td>정리
(5분)</td><td>정리하기

차시예고</td><td colspan="3">1. 성폭력예방대책에 대한 실천 사항 5조항을 다 같이 큰소리로 다짐하게 하며 마무리</td><td colspan="3">1. 성폭력예방대책에 대한 실천 사항 5조항을 다 같이 큰소리로 다짐하게 하며 마무리</td><td>발표</td></tr>
</table>

(1) 성폭력 예방 교육을 위한 학습자 자료집

- 단원명 :
- 학습목표 :

① '네 잘못이 아니야' 시청 후 본인이 느끼는 가장 큰 시사점을 적어 보시오(개별학습)

② '네 잘못이 아니야'에 드러난 사회적 약자의 문제를 정리하고 짝과 이야기해 보자. (짝과의 학습대화)

- 내의견 :

- 짝의 의견 :

③ 사회적 약자의 문제점을 시나리오로 만들고, 영화화한 것에 대한 효과를 정리해 보자. (전체학습)

- 모둠명 :
- 모둠원 :

④ 사회적 약자의 문제점을 보도한 신문기사를 찾아 간략히 요약해 보자. (모둠학습)

⑤ 위 신문기사를 바탕으로 시나리오의 시놉시스를 간략히 작성해 보자. (모둠학습)

• 제목 :

• 줄거리 :

• 주제 :

• 주요 등장인물 :

⑥ 시나리오를 통해 말하고 싶은 가치에 대한 슬로건 정하기 (모둠학습)

⑦ 위 시놉시스를 바탕으로 한 장면을 시나리오로 작성해 보자. (모둠학습)

⑧ 다른 모둠의 공동체적 가치 슬로건 적어 보기

모둠명	슬로건

⑨ 시나리오 입체낭독이나 역할극 감상하며 평가하기

• 평가 기준

ㄱ. 전달하려는 주제가 잘 드러나는 시나리오인가? (10점, 8점, 6점)

ㄴ. 등장인물의 특성을 살려 잘 연기했는가? (10점, 8점, 6점)

ㄷ. 모둠원들의 단합이 잘 이루어졌는가? (10점, 8점, 6점)

모둠명	모둠별 점수	최우수 모둠

⑩ 동영상 보며, 깊이 생각하기

• 자료 : 만화로 된 성폭력 자료 "그래, 그건 그래" 시청하기

3. 평가

교수 학습 계획안을 토대로 프로그램을 활용하고 난 뒤 평가를 위한 참고 자료

평가 구분	평가 대상	평가 내용	평가 목표
진단 평가 (수요분석)	사업대상자	대상자의 보건교육 요구 정도, 프로그램 기획의 타당성 등	지식, 태도, 위험요인, 건강상태, 대상자의 욕구, 가능한 보건교육 건강증진 현황 평가
과정 평가 (형성 평가)	보건교육 프로그램	교육 담당자, 교육 내용, 교육방법, 교육 시간배정, 교육자료 등	프로그램의 적용, 관련 전문가, 참가자의 반응, 교육담당자의 능력 정도 평가
과정 평가 (형성 평가)	대상자의 행동변화	지식의 향상, 태도의 변화, 행동의 변화, 건강기술 개발, 사회 변화의 측정 등	프로그램 참가자의 지식, 태도, 신념에 대한 평가: 단체 또는 정부에서 운영하는 해당 프로그램 또는 관련 정책
성과 평가 (결과 평가)	대상자의 건강수준	사망률, 유병률, 장애율, 삶의 질 등	건강상태, 사망률, 유병률 평가

(1) 평가도구의 조건

① 타당성Validity : 내용, 목표에 적합한가?

② 신뢰성Reliability : 평가도구의 오차가 적어야 한다.

③ 객관성Objectivity : 측정결과 일치성검사자의 자질

④ 유용성Usability : 경비, 시간

(2) 평가의 범주

① 투입된 자원 : 인원, 시간, 경비

② 사업의 진행정도 : 계획이 내용 및 일정에 맞게 이루어졌는가

③ 목표달성 정도 : 인원수, 이해도, 실천정도

④ 사업의 효율성 : 자원과 목표량비교

⑤ 사업의 적합성 : 교육대상자와 교육자의 비율

(3) 평가 결과의 활용

① 프로그램 책임자혹은 관리자

② 서비스 제공자프로그램 담당자

③ 재정지원기관후원자, 재정지원기관의 직원

④ 프로그램 참가자와 지역사회 구성원

[활용]

건강생활실천을 위한 교수 · 학습계획안을 작성하고 학습자 노트도 작성하시오.(평가지도 함께 작성한다)

1. 주제 :

(1) 배경

(2) 목적

(3) 이론적 근거

(4) 대상 및 교육환경

(5) 프로그램 구성 및 내용

회기	회기명	활동목표	내용	방법 및 자료
1				
2				
3				
4				

회기	회기명	활동목표	내용	방법 및 자료
5				
6				
7				
8				

(6) 교육방법 및 교육매체

(7) 학습자용 활동지

(8) 평가

[15주차]

[학습 5] 보건교육 전자매체 개발하기

1. 보건교육 내용이나 상황에 맞는 전자매체 선정 및 활용

전자 매체의 종류

종류	활용	장점	단점
슬라이드			

슬라이드	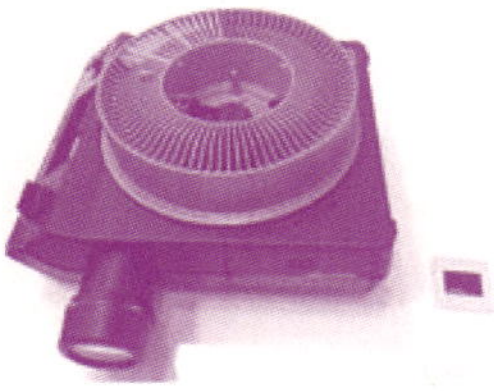		
OHP			

종류	활용	장점	단점
투시물 환등기			
	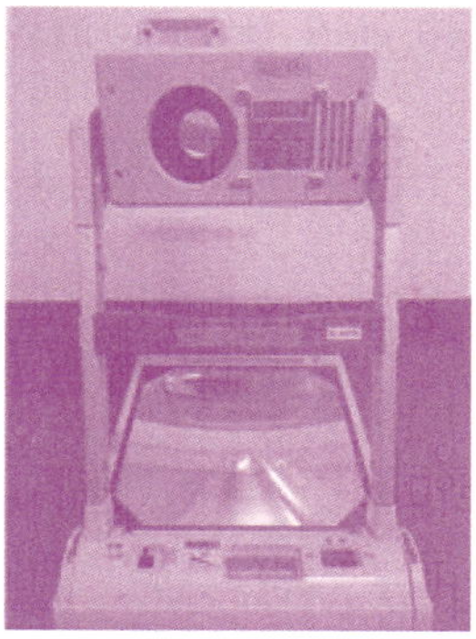		

종류	활용	장점	단점
실물 화상기			
실물 환등기			
	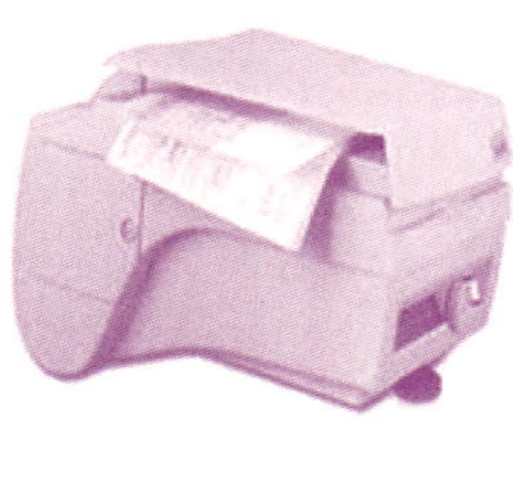		

종류	활용	장점	단점
멀티 미디어와 인터넷			
프레젠테이션 프로그램			
	프레지		

종류	활용	장점	단점
동영상			
모바일 기기	• 모바일 컴퓨터 • PDA personal digital assistant/ EDA exploratory data analysis • 그래핑 계산기 graphing calcaulator • 휴대용 게임기 • 디지털카메라 • 디지털 비디오카메라 디지털 캠코더 • 포터블 미디어 플레이어		
SNS (social network service)			

종류	활용	장점	단점
E-러닝			
U-러닝			
M-러닝			
SMART 러닝			

	ICT활용교육	이러닝	유러닝	스마트러닝	+ 제도
특징적 학습형태	컴퓨터보조수업 (CAI) 인터넷활용교육 (WBI)	학습관리 (LMS)	이동학습 (m–Leaming)	소셜러닝	지능형맞춤학습 (Intelligent, Adapted)
주요 서비스	에듀넷(문자통신) EBS위성방송 사이버학습교재	사이버가정학습 EBS수능 인터넷방송	모바일콘텐츠 증강형실콘텐츠	앱서비스 SNS활용	온라인학점 스마트교과서 개인포트폴리오
주요 기기	데스크탑PC	인터넷PC	모바일노트북 PDA, PMP	스마트폰 스마트TV	
시기	1996년 이후	2003년 이후	2005년 이후	2010년 이후	스마트기기

2. 메시지 설계의 기본 원리

1. 구성 요소

(1) 시각적 요소

① 시각 자료가 실제와 유사한 정도

② 시각 자료가 너무 사실적이거나 추상적인 경우 : 학습에 부정적인 영향

(2) 언어적 요소

① 글자체 및 글자체 수의 적절성, 글자색이나 글자 크기, 글자 사이의 간격과 줄 간격의 적절성

② 글자체 : 자료 내 다른 요소들과 일관성을 유지

③ 가급적 하나의 화면또는 슬라이드 내에 글자체가 두 가지가 넘지 않도록 조절

④ 글자 색은 배경색과 대비되는 것이 좋고, 학습자의 좌석과 화면 간의 거리와 비례하여 가독성을 높일 수 있도록 글자 크기, 글자 간 간격 및 줄 간격을 조정

2. 패턴

패턴pattern은 정렬alignment, 구도shape, 균형balance, 색상color scheme 등을 고려해야 한다.

① **정렬** : 게시되는 시각 자료의 내용이 조직적으로 배치되는 것을 말한다.

② **구도** : 교육생들에게 친숙한 모양에 따라 학습내용을 배치한다. 삼각형, 사각형, 원과 같이 학습자들과 친숙한 기하학적 배치를 활용 - 글자와 그림 을 제시한다.

③ **균형** : 학습내용을 수평 또는 수직의 축을 기준으로 균등하게 분배하여 보았을 때, 가급적 대칭을 이룰 수 있도록 설계, 일반적으로 대칭 또는 균등 분할의 교차점을 중심으로 배치하는 것이 좋지만, 경우에 따라서 주의 집중과 정보 제시의 효과를 높이기 위하여 비대칭적, 불균형적으로 제시한다.

④ **색상** : 글자, 그림 요소 등에서 상보적 색과 유사한 색을 적절하게 사용해야 한다. 상보적 색깔은 제한적으로 사용할 경우, 조화를 이룰 수 있으나 빨강 바탕에 초록색 글자를 배치한다. 강한 보색을 나란히 배치- 학습자들은 시각적으로 불편함을 느낀다.

3. 배열

(1) 시각 자료의 배열에서 유의하여야 할 사항

근접성proximity, 방향 제시물directionals, 그림-배경 대비figure-ground contrast, 일관성consistency 등

① **근접성** : 학습자와의 거리는 근접: 관련성이 높고. 거리가 멀수록 관련성이 낮은 것

② **방향 제시물** : 화살표나 글머리표bullet 등과 같이 게시물의 흐름이나 내용 구성을 조직함

③ **그림-배경 대비** : 배경과 그 위의 게시물의 명암을 서로 반대되도록 하는 것

- 어두운 배경 : 밝은 요소를 앞에 배치
- 밝은 배경 : 어두운 요소 앞에 배치

④ **일관성** : 동일하거나 비슷한 요소를 일관되게 같은 위치에 배치

4. 프레젠테이션 작성법

① 프레젠테이션 전체에 일관된 스타일과 서체를 적용

② 간단명료하게 구성 : 한 페이지에 6줄×6핵심 단어 6개 원칙을 적용

③ 한 장에는 하나의 아이디어만 수록

④ 제목은 28포인트, 바탕글은 18포인트 이상의 굵은 글씨체를 사용

⑤ 그래픽을 효과적으로 사용

⑥ 색상 감각 : 설득 목적은 진한 청색 바탕에 밝은 색 텍스트를 사용하고 정보 제공 시는 옅은 색 바탕에 진한 텍스트를 사용

⑦ 슬라이드의 상단 중앙에 제목을 위치

⑧ 애니메이션을 최소화 : 애니메이션은 가급적 아껴 사용하여 발표에 극적인 효과 요소

⑨ 소리를 최소로 사용 : 발표에 도움이 될 때에만 소리를 사용

⑩ 슬라이드를 식별할 수 있도록 꼬리말을 사용 : 꼬리말에는 슬라이드의 아래쪽에 자신의 이름, 소속, 발표 주제, 준비 날짜, 발표 날짜 등이 표시

5. 전자 매체활용 순서

① 교육 전에 자료를 먼저 시연 : 제시할 자료들을 지정된 장소에서 미리 시연하면 교육생들의 수준과 목표에 적합한지를 사전에 인식할 수 있으며 적절히 수정 및 보완할 수 있다.

② 어떤 순서로 제시할 것인가를 미리 정하고 연습한다.

③ 수업을 전개할 주변 환경을 정비한다. 안락한 의자, 적절한 환기, 온도 및 밝기 등이 제공되어야 하며 매체에 따라 암막 시설 또는 다양한 조명 조절 장치 등이 요구될 수도 있다.

④ 교수 자료를 제시한다. 교수 매체를 제시할 때 교수자는 프레젠테이션 기술을 발휘하여 능숙하게 해야 한다.

⑤ 교육 실시 후 문제점을 확인하고 다음 교육을 위하여 수정 및 보완을 한다.

6. 보건교육 내용이나 상황에 맞는 전자 매체포트폴리오 선정 및 활용 시 주의사항

① 보건교육의 일반적 및 구체적 학습 목표 확인 유무

② 대상자의 인구 · 사회적, 인종적 특성, 생애주기 특성,

③ 건강 상태 및 학습 유형 확인 유무

④ 교육 환경 확인장소의 크기, 시설 유무 등 확인 유무

⑤ 선정된 전자 매체의 적절성

⑥ 메시지 설계의 기본 원리 적용의 충실성

⑦ 내용 구성의 적절성 및 충실성

⑧ 매체의 사전 검사 실시 여부

⑨ 매체의 활용 실천 여부 및 활용의 적절성

[16주차]

직무능력평가 Ⅱ

1. A지역에서 급성 감염병이 확산되고 있을 경우 효과적인 보건교육방법 또는 수단은?

① 강연회 ② 매스컴 ③ 개별교육

④ 그룹 토론회 ⑤ 묘안 착상법

2. 초등학교 금연교육 시 담배로 인한 폐의 실물로 보여줄 수 없어 내부 구조 등을 상세히 전달할 수 있는 보조매체로 활용되는 것은?

① 모형 ② 융관 ③ 게시판

④ 포스터 ⑤ 인쇄물

3. 포스터활용 조건에 해당하지 않는 것은?

① 아름다운 것 ② 균형잡힌 구도

③ 전문적인 내용 ④ 호소력이 강한 특징

⑤ 사람의 마음을 끄는 내용

4. 금연 홍보를 위해 흡연으로 인한 구강 내 질환에 관한 정보를 병원의 대합실에 사용 하고 간략한 메시지를 전달할 때 활용하는 보건교육 매체는?

① 모형 ② 융판 ③ 게시판

④ 포스터 ⑤ 인쇄물

5. 인쇄물의 장점과 거리가 먼 것은?

① 휴대가 간편

② 저렴한 제작비

③ 대량 제작이 가능

④ 자료의 편집 및 갱신이 가능

⑤ 사용자가 가장 쉽고 편하게 사용

6. 건강생활실천 교육 중 영양교육 내용 중 음식모양 등을 그림으로 만들어 헝겊에 부착시켜 정보를 제공하는 것은?

① 모형 ② 융판 ③ 게시판

④ 포스터 ⑤ 인쇄물

7. 개별 학습법에 속하는 것은?

① 강의 ② 시범 ③ 또래교육

④ 시뮬레이션 ⑤ 컴퓨터 보조 학습

8. 위기상황 발생 시 응급환자에게 시행할 수 있는 각종 응급처치와 신속하고 올바른 대응방법에 대한 이론수업과 실습수업에 관한 학습이 가능한 것은?

① 강의 ② 시범 ③ 또래교육

④ 시뮬레이션 ⑤ 컴퓨터 보조 학습

9. 인도네시아 지진, 필리핀 지진, 이탈리아 지진 현장을 교실 안으로 가져올 수 있으며, 다양한 피교육자층을 보유할 수 있는 효과적인 커뮤니케이션 매체는?

① 강의 ② 시범 ③ 영화, 동영상
④ 시뮬레이션 ⑤ 컴퓨터 보조 학습

10. 컴퓨터 중심 디지털 방식으로 통합된 커뮤니케이션과 상호작용하는 복합 다중매체는?

① 시범 ② 시뮬레이션 ③ 멀티미디어
④ 영화, 동영상 ⑤ 컴퓨터 보조 학습

11. 인쇄매체의 단점은?

① 휴대가 간편
② 대량제작이 가능
③ 제작비가 비교적 저렴
④ 학습자와 상호작용이 불가능
⑤ 가장 쉽고 편하게 접할 수 있다,

12. 벌로Berlo의 SMCR모형에서 송신자와 수신자를 이해할 때 고려해야 할 사항이 아닌 것은?

① 태도 ② 처리방식 ③ 통신기술
④ 지식수준 ⑤ 문화양식

13. 보건교육 매체에 관한 설명으로 옳은 것은?

① OHP는 암막장치가 필요하다.

② 비디오는 반복하여 볼 수 있다

③ 슬라이드는 제작비가 많이 든다.

④ 모형은 운반하기 어렵고 재사용이 불가능하다

⑤ 융판은 자료의 제작이 고도의 기술이 필요하다.

14. 비투시매체에 해당하는 것은?

① 영화 ② 차트 ③ OHP

④ 슬라이드 ⑤ 실물화상기

15. 다음은 어떤 교육매체에 대한 설명인가요?

· 책이나 인쇄물 등을 TV와 연결하여 내용을 확대해 보여준다. · 350° 회전할 수 있어 어떠한 위치에 있는 파사체라도 영상화가 가능하다. · 자료가 너무 크면 투영할 수 없을 수 있다.

① 투시환등기 ② 실물환등기 ③ 실물화상기

④ 슬라이드 환등기 ⑤ 필름스트립

16. 상호작용 매체 중 실제 경험할 수 없는 상황을 컴퓨터로 모의하여 실제상황과 유사한 경험을 할 수 있는 교육매체는?

① 컴퓨터 ② 시뮬레이션 ③ 인터넷

④ e-러닝 ⑤ 파워포인트

17. 실물로 보여줄 수 없는 내부 구조 등을 상세히 전달할 수 있고, 확대나 축소가 가능하므로 교육의 효과를 높일 수 있는 보조매체로 활용되는 것은?

① 모형 ② 포스터 ③ 게시판

④ 융판 ⑤ 인쇄물

18. 학습자가 흥미를 가지고 능동적으로 수업에 참여하도록 이끌 수 있으며, 개별적인 수업의 효과를 극대화 할 수 있는 수업은?

① 원격수업 ② 개별 수업 ③ 집단수업

④ 면대면 수업 ⑤ 멘토활용 수업

19. 보건교육을 위한 교수매체 선정 시 고려해야 할 요소가 아닌 것은?

① 교육자의 선호도

② 학습목표의 영역 및 수준

③ 교수자의 교수매체 개발 및 활용 능력

④ 교수매체를 확보하기 위한 예산의 규모

⑤ 학습자의 성숙도, 흥미 정도, 학습경험 등을 고려

20. 보건교육을 위하여 사용하는 교육매체의 기능이 아닌 것은?

① 추상적인 개념의 학습을 촉진

② 새로운 내용을 이해하는데 보조적인 역할

③ 교육자 강의만으로 끌어내기 힘든 교육대상자의 흥미를 끌어낼 수 있다.

④ 비디오 수업, 원격수업에 동원되는 매체는 학습자의 역할을 대신한다.

⑤ 교육자의 현장 수업의 목적을 달성하는데 보조적, 지원적 역할을 대신한다.

직무능력 정답 및 해설 Ⅰ

1. 보건교육방법에 대해 간단히 설명하시오.

① 배심토의

특정 주제에 대해 상반된 견해를 가진 전문가들이 단상토론을 하고 청중들은 이를 들으면서 자신의 지식과 태도를 변화시키고, 미래를 전망해 볼 수 있다. 제한시간 동안 각기 상반되는 의견을 가진 4 ~ 6명의 전문가로부터 일정한 주제에 대해 다각도의 의견을 들은 후 청중과 토론하는 장점을 가진 보건교육이다.

② 심포지엄

청중이 많고 폭넓은 문제를 토의할 때 유용하며, 청중이 알고자 하는 문제에 대한 전체적인 파악과 부분적 이해를 가능하게 해 준다.

③ 그룹토의

빠른 시간동안 많은 사람들에게 일방적으로 지식을 전달해 준다.

④ 강의

참석인원이 많아도 가능하며 제한된 시간 내에 전체참가자의 의견을 상호 교환할 때 사용된다.

⑤ 역할극

다른 사람의 입장이나 상황을 실감나게 이해하고, 실제적인 상황판단을 통해 문제해결 방안을 모색할 수 있다.

⑥ 브레인스토밍

특정한 문제를 해결하기 위한 단체의 협동적 논의 방법으로 문제점을 중심으로 폭넓게 검토하여 구성원 스스로 문제를 해결해 감으로써 최선책을 강구해 가는 방법

2. 사회자가 '고혈압 자가관리'라는 주제로 2~5명 정도의 전문가를 불러 10~15분 발표 후 청중들에게 질문을 주고받는 형식의 학습방법은?

① **심포지엄** ② 패널토의 ③ 집단토론 ④ 분단토의 ⑤ 배심토의

3. 보건교육사가 산후조리원에서 산모들의 산후회복을 위해서 산후체조를 가르치려고 할 때 가장 좋은 방법은?

① 강의 ② **시범** ③ 역할극 ④ 패널토의 ⑤ 심포지엄

4. 저소득층이나 노인층에 가장 적합한 보건교육방법은?

①**가정방문** ② 심포지엄 ③ 버즈세션 ④ 세미나

5. 청소년 학교폭력에 대해 2-3명의 전문가가 각자의 주장을 순서대로 제시하고 토의하는 방법은?

① 세미나 ② 강의법 ③ **심포지엄** ④ 패널토의 ⑤ 브레인스토밍

---

2. ① 3. ② 4. ① 5. ③

6. 대학 내에서 교수의 지도하에 학생들이 건강생활실천에 대해 토론하고 연구하는 교육방법은?

① 강의　② **세미나**　③ 페널토의　④ 버즈세션　⑤ 브레인스토밍

7. 장애아동을 가진 부모 100명을 대상으로 아동 양육 스트레스 해결책을 모색하고자 한다. 참여자 모두가 스스로 경험한 스트레스 해결방법을 알리고 다른 참여자의 경험도 공유할 수 있기를 기대한다면 이 때 어떠한 집단지도방법이 적합한가?

①심포지엄　② 배심토의　③ **분단토의**　④ 역할극　⑤ 시범회

[해설] 분단토의는 소규모의 집단으로 나누어 토의한 후 종합 정리하는 방법으로 참석 인원이 많아도 전체 의견을 모두 교환할 수 있고, 문제를 다각도로 분석 및 해결이 가능한 방법이다.

8. 다음의 수업학습법은?

> 반두라Bandura의 사회학습이론에 근거를 두고 있다
> 구두설명과 시각적 제시가 주종을 이루고 있다
> 학습자들의 주의포착과 주의집중에 효과적인 방법이다

① **시범수업법**　② 역할학습법　③ 토론식 수업법
④ 구안학습법　⑤ 게임수업법

[해설] 시범수업법

- 시범수업은 반두라의 사회학습이론에 근거를 두고 학습자에게 기술이나 절차를 실제 또는 실제에 근접한 사례를 관찰하게 하는 수업의 형태이다.
- 시범수업은 수업실행에 있어서 가르치고 배울 과제자료를 제시한다. 시범은 구두설명과 시각적 자료 제시가 주종을 이루어진다.

---

6. ②　7. ③　8. ①

9. 학교에서의 학급활동을 통한 보건교육을 실시해야 하는 조건으로 알맞은 것은?

(가) 정보 공유에서 이해하는 속도가 비슷한 경우
(나) 교육대상의 수준이 비슷하고 사전 지식이 동일한 경우
(다) 보건교육의 준비와 실시에 필요한 충분한 시간과 노력이 있는 경우
(라) 교육내용이 비교적 어렵지 않아 짧은 시간으로 교육이 가능한 경우

① (가), (나), (다) ② (가), (다) ③ (나), (라) ④ (라) ⑤ (가), (나), (다), (라)

[해설] 학교에서의 학급활동을 통한 보건교육은 다음의 고려사항이 있다.
① 같은 일에 관심을 가지고 있는 학생들을 모으는 것이 우선 중요하다.
② 학습 인원은 10~ 16명이 가장 이상적이다.
③ 내용 설정에 있어서 피교육자 대표 혹은 전원과 충분한 상담을 한 후에 학급 계획의 내용에 맞는 것을 선택하는 것이 좋다.
④ 학급활동은 반드시 교재를 준비한다는 것을 염두에 두어야 한다.

10. 지역사회 노인들을 대상으로 보건교육에 대한 요구를 사정하려고 한다. 적절한 방법은?

(가) 노인들의 건강행위를 관찰
(나) 노인과 그 가족들과 대화
(다) 노인의 방문건강관리기록지를 분석
(라) 노인을 대표하는 초점그룹focus group과 모임을 갖고 자유롭게 토론

① (가), (나), (다) ② (가), (다) ③ (나), (라) ④ (라) ⑤ (가), (나), (다), (라)

[해설] 보건교육 요구사정 방법으로 면접, 초점그룹, 자가보고서, 시험, 관찰, 환자의 병기록지 등을 사용할 수 있다.

---

9. ⑤ 10. ⑤

11. 고등학교 학생들 대상으로 금연교육을 할 때 폐암 사진을 보여주면서 동기를 유발하는 단계는?

① 도약단계 **② 도입단계** ③ 전개단계 ④ 종결단계 ⑤ 평가단계

[해설] 도입단계-동기유발, 준비 단계(사전 테스트, 조사, 영화와 슬라이드 보기, 녹음테이프 듣기, 전시하기, 실물을 보여주기 등)

12. 능률적인 학습 환경을 위해 고려해야할 요인이 아닌 것은?

① 환기와 채광

② 교육장의 분위기

③ 주위로부터 격리된 조용한 장소

④ 교육장소의 교육자를 위한 의자 크기

⑤ 학습자를 모두 수용할 수 있는 크기의 교육장

[해설] 학습에 영향을 미치는 환경요인은 교육장소의 의자 배열, 교육장의 크기, 온도, 환기와 채광, 소음, 교육시설 등의 물리적 조건과 교육장의 특성, 교육장의 분위기 등이다.

13. 지역사회에서 반상회를 통해 주민에게 감염병 예방법 보건교육 시 교육단계 중 제일 마지막 단계는?

① 감염병에 대한 관심

② 교육 내용을 정리

③ 감염병에 대한 교육을 실시

④ 감염병에 대한 사전 지식 파악

⑤ 역할극을 통해 정보를 제공

[해설] 1. **도입단계** : 동기유발, 준비 단계(사전 테스트, 조사, 영화나 슬라이드 보기, 녹음테이프 듣기, 전시하기, 실물을 보여주기 등)

2. **전개 단계** : 교육활동의 대부분이 이루어 지는 단계(토의, 역할극 등)

3. **요약 정리단계** : 교육 내용을 정리하고 결론짓는 단계(질문, 토의 등)

11. ② 12. ④ 13. ②

14. 보건교육 계획안 작성단계 중 도입단계의 목적으로 옳지 않은 것은?

① 사전 지식을 확인

② 대상자의 흥미를 유발

③ 대상자 학습동기를 증가

④ 핵심 학습 정보를 제공

⑤ 이전시간 학습내용을 기억

[해설] 도입 단계를 학습에 대한 동기 유발을 하고, 교육 전 학습자를 준비시키는 단계임.
④는 전개 단계임.

15. 보건교육사가 여성흡연자의 금연 유지단계에 해야 할 역할은?

① 흡연 유혹을 거절할 수 있는 방법을 훈련

② 담배 유해성분을 확인할 수 있는 실험에 참여

③ 여성 흡연이 건강에 미치는 영향에 대해 교육

④ 여성 흡연으로 인해 저출생아 분만 사례를 소개

⑤ 금연에 대한 유익성과 장애성에 대해 정보를 제공

[해설] 금연프로그램의 유지단계 : 1개월 이상 금연을 지속하고 있는 단계, 금연을 지속할 수 있는 전략에 대한 정보를 제공하는 단계

16. 수업에 관한 내용에서 가장 포괄적이고 합리적인 것은?

① 수업은 교사와 학습자 간의 인격적 상호작용을 전제로 함.

② 교사가 교육내용을 전달하기 위하여 계획적으로 진행하는 과정

③ 반복과 연습에 의하여 비교적 지속적으로 나타나는 행동의 변화

④ 수업은 교사가 지식을 전달하기 위하여 다의적으로 학습을 처방하는 것.

⑤ 학습자가 특정한 조건하에서 특정한 행동변화에 도달할 수 있도록 내 · 외적 환경을 체계적으로 조작하는 과정

---

14. ④ 15. ① 16. ⑤

[해설] 수업

(1) 개념

- 학습자가 특정목표에 도달할 수 있도록 교사가 학습자의 내적·외적조건을 체계적으로 조정
- 목적성 · 의도성 · 계획성으로 이루어짐

(2) 좋은 수업 : 교육목표로서의 교육과정에 적합한 수업

(3) 일의적 · 처방적임.

(4) 수업의 질 평가 : 학습자가 학습한 것과 수업의 내용과의 일치도를 판단하여 평가한다.

확인학습

① 가장 포괄적이라 보기는 미흡 ③ 교수의 개념
② 수업은 일의적 · 처방적임 ④ 학습의 개념

17. 산업장의 보건교육에 대한 설명으로 옳은 것은?

(가) 산업장의 보건교육은 소비적인 활동
(나) 보건교육을 통하여 근로자의 건강증진과 안전을 보호
(다) 근로자의 건강한 작업환경 유지와 건강향상에 도움
(라) 산업장은 건강위험 요소가 많기 때문에 보건교육을 통한 건강증진이 필요

① (가), (나), (다) ② (가), (다) ③ (나), (라) ④ (라) ⑤ (가), (나), (다), (라)

[해설] 산업장에서 보건교육은 근로자의 건강을 증진하고 안전을 보장하여 생산성을 제고하고, 이들의 삶의 질 향상에 기여한다는 점에서 그 중요성을 찾을 수 있다. 산업장의 작업환경 및 조건들은 근로자의 건강과 안전에 큰 영향을 미치는 산업 생산성과 직결되므로, 건강에 이로운 작업환경 유지와 근로자의 건강향상을 위한 보건교육은 생산적인 투자라고 할 수 있다.

18. 노인의 학습의욕을 높이는데 필요한 사항과 관련이 적은 것은?

① 노인의 경제적인 어려움을 해소시키는데 주력
② 질환이나 지각장애가 학습에 악영향을 미치는 것을 항상 인식
③ 노인의 흥미정도를 평가하고 교육내용은 친숙하기 쉬운 분야
④ 노인학습이 안고 있는 문제에 맞추어서 교육목표와 과정을 설정
⑤ 노인 학습자가 자기 자신에 대해서 긍정적인 인상을 가지도록 지원

---

17. ③ 18. ①

[해설] 나이를 먹음에 따라 학습행위를 행하는 것이 적어지기는 하지만 학습능력은 모든 사람이 계속 가지고 있다. 배우려고 하는 내용이 자신이 필요로 하는 것인 경우에는 소득과 관계없이 당연히 노인의 학습 의욕은 높아진다. 시간적인 여유를 충분히 가지고 알기 쉬운 자료를 제공하는 것은 노인의 학습의욕을 높이려고 할 때에 중요한 포인트가 된다. 학습은 기술이나 정보획득에만 도움을 주는 것이 아니라 감정과 인격면에도 좋은 효과가 있다는 것을 설명한다.

19. 절주프로그램의 성공여부를 예측하기 위한 반듀라의 사회학습이론에 중요한 요인은?

(가) 절주행위에 따른 기대되는 보상

(나) 술을 끊을 수 있으리라는 자기확신

(다) 절주행위에 대한 의미있는 다른 사람의 태도

(라) 절주를 하면 심혈관질환을 비롯한 건강위험이 상당히 줄어들 것이라는 기대감

① (가), (나), (다) ② (가), (다) ③ (나), (라) ④ (라) ⑤ (가), (나), (다), (라)

[해설] 인간의 인지활동에 영향을 미치는 것 중에서 특히 중요한 것은 결과 기대와 자기학습이다. 결과 기대란 어떤 행동으로 특정의 결과가 초래될 것이라고 믿는 것을 의미한다. 자기 확신은 이러한 행동을 자신이 해낼 수 있는 능력이 있다고 믿는 자기믿음이다.

20. 건강신념모형의 구성요소 중 '비만아동이 정상체중 아동에 비해 각종 성인병에 걸릴 확률이 높다'는 정보를 제공해 주는 보건교육 프로그램의 전략은?

① 인지된 심각성 ② 인지된 감수성 ③ 인지된 유익성

④ 인지된 장애성 ⑤ 행동의 계기

[해설] * 건강신념모형의 구성요소별 적용방법

① 인지된 심각성 : 위험상황의 결과를 구체화한다.

② 인지된 감수성 : 위험집단과 위험수준을 파악한다.

③ 인지된 유익성 : 취해야 하는 행동을 규정한다.

④ 인지된 장애성 : 인지된 장애요인을 파악한 후 도움을 제공하여 감소시킨다.

⑤ 행동의 계기 : 상기시키는 체계를 활용한다.

---

19. ③ 20. ②

직무능력 정답 및 해설 Ⅱ

1. A지역에서 급성 감염병이 확산되고 있을 경우 효과적인 보건교육방법 또는 수단은?

① 강연회 **② 매스컴** ③ 개별교육
④ 그룹 토론회 ⑤ 묘안 착상법

2. 초등학교 금연교육 시 담배로 인한 폐의 실물로 보여줄 수 없어 내부 구조 등을 상세히 전달할 수 있는 보조매체로 활용되는 것은?

① 모형 ② 융판 ③ 게시판
④ 포스터 ⑤ 인쇄물

3. 포스터활용 조건에 해당하지 않는 것은?

① 아름다운 것 ② 균형잡힌 구도
③ 전문적인 내용 ④ 호소력이 강한 특징
⑤ 사람의 마음을 끄는 내용

[해설] 아름다운 것, 균형잡힌 구도, 호소력이 강한 특징 , 사람의 마음을 끄는 내용, 분명한 초점, 단순한 내용.

---

1. ② 2. ① 3. ③

4. 금연 홍보를 위해 흡연으로 인한 구강 내 질환에 관한 정보를 병원의 대합실에 사용 하고 간략한 메시지를 전달할 때 활용하는 보건교육 매체는?

① 모형 ② 융판 **③ 게시판**

④ 포스터 ⑤ 인쇄물

[해설] 게시판은 병원 등의 대합실에서 자주 사용되며, 다양한 정보를 제공할 수 있다는 장점이 있으며 간략한 메시지를 전달할 때 활용하는 보건교육 매체

5. 인쇄물의 장점과 거리가 먼 것은?

① 휴대가 간편

② 저렴한 제작비

③ 대량 제작이 가능

④ 자료의 편집 및 갱신이 가능

⑤ 사용자가 가장 쉽고 편하게 사용

[해설] 인쇄물의 단점 : 자료의 편집 및 갱신이 불가능, 학습자의 상호작용이 불가능, 지식과 정보전달에 비효과적

6. 건강생활실천 교육 중 영양교육 내용 중 음식모양 등을 그림으로 만들어 헝겊에 부착시켜 정보를 제공하는 것은?

① 모형 **② 융판** ③ 게시판

④ 포스터 ⑤ 인쇄물

[해설] 융판은 내용 중 중요한 부분을 그림 등으로 만들어 헝겊에 부착시켜 정보를 제공하는 것으로, 경제적이고 흥미유발에 좋다. 최근에는 금속판에 자석을 이용하기도 한다.

7. 개별 학습법에 속하는 것은?

① 강의 ② 시범 ③ 또래교육

④ 시뮬레이션 **⑤ 컴퓨터 보조 학습**

[해설] 개별학습법에는 프로그램 학습, 컴퓨터 보조학습, 개별연구 등이 있다.

---

4. ③ 5. ④ 6. ② 7. ⑤

8. 위기상황 발생 시 응급환자에게 시행할 수 있는 각종 응급처치와 신속하고 올바른 대응방법에 대한 이론수업과 실습수업에 관한 학습이 가능한 것은?

① 강의 ② 시범

③ 또래교육 **④ 시뮬레이션**

⑤ 컴퓨터 보조 학습

[해설] 시뮬레이션은 특수상황에 관한 학습이 가능하고 전이 학습이 가능

9. 인도네시아 지진, 필리핀 지진, 이탈리아 지진 현장을 교실 안으로 가져올 수 있으며, 다양한 피교육자층을 보유할 수 있는 효과적인 커뮤니케이션 매체는?

① 강의 ② 시범

③ 영화, 동영상 ④ 시뮬레이션

⑤ 컴퓨터 보조 학습

[해설] 영화, 동영상은 세계 각 지역의 현장을 교실 안으로 가져오는 현장감을 제공, 학습 동기유발 및 정의적 영역의 태도 형성에 효과적이라는 장점이 있다. 반면, 고비용, 일방식 교수법이라는 단점도 있다.

10. 컴퓨터 중심 디지털 방식으로 통합된 커뮤니케이션과 상호작용하는 복합 다중매체는?

① 시범 ② 시뮬레이션

③ 멀티미디어 ④ 영화, 동영상

⑤ 컴퓨터 보조 학습

[해설] 멀티미디어는 문자, 그림, 사진, 영상, 애니메이션, 음향, 음악, 출판 등이 컴퓨터 중심 디지털 방식으로 통합된 커뮤니케이션과 상호작용하는 복합 다중매체

---

8. ④ 9. ③ 10. ③

11. 인쇄매체의 단점은?

①휴대가 간편 ② 대량제작이 가능

③ 제작비가 비교적 저렴 **④ 학습자와 상호작용이 불가능**

⑤ 가장 쉽고 편하게 접할 수 있다

[해설] 인쇄매체의 장점

① 사용자가 가장 쉽고 편하게 접할 수 있다. ② 휴대가 간편

③ 대량제작이 가능 ④ 제작비가 비교적 저렴

인쇄매체의 단점

① 자료의 편집 및 갱신이 불가능

② 학습자와 상호작용이 불가능

③ 태도, 기술영역의 지식과 정보 전달에 비효과적

12. 벌로Berlo의 SMCR모형에서 송신자와 수신자를 이해할 때 고려해야 할 사항이 아닌 것은?

① 태도 **② 처리방식** ③ 통신기술

④ 지식수준 ⑤ 문화양식

[해설] 벌로의 SMCR모형

(1) 의의

① 교육공학과 이론과 실제를 가장 잘 반영한 모형

② 송신자와 수신자, 내용전달과정 및 요소들 간의 상호작용 모델

③ 하위요소 언급, 커뮤니케이션 과정을 구체화함.

(2) S_{Sender} - '송신자', '정보원$_{Source}$'

$M_{Massage}$ - '전달내용'

$C_{Channel}$ - '통신방법' 통신수단

$R_{Receiver}$ - '수신자'

(3) 송신자와 수신자를 이해할 때하위수준

① 통신기술 ② 태도 ③ 지식수준

④ 사회체제 ⑤ 문화양식 등을 고려

(4) 메시지는 '내용, 요소, 처리처리방식, 구조, 코드부호' 등으로 구성되며하위수준

(5) 메시지는 인체의 5감각을 통하여 : '시각, 청각, 촉각, 후각, 미각' 등하위수준에 의해서 전달

11. ④ 12. ②

13. 보건교육 매체에 관한 설명으로 옳은 것은? ②

① OHP는 암막장치가 필요하다.

② 비디오는 반복하여 볼 수 있다

③ 슬라이드는 제작비가 많이 든다.

④ 모형은 운반하기 어렵고 재사용이 불가능하다

⑤ 융판은 자료의 제작이 고도의 기술이 필요하다.

[해설] 1. 비디오는 움직이는 과정을 보여주어 사실과 가장 가깝게 접근 가능하며 반복하여 보여줄 수 있다.

2. OHP는 암막장치 없이 투시물의 확대가 가능하다.

3. 슬라이드는 정지된 상태만 보여주므로 연속적인 과정을 배우는 데는 부적절하지만, 많은 대상자가 볼 수 있고, 제작비가 적게 든다.

4. 모형은 실물이나 실제 상황과 거의 비슷한 효과를 내며 교육 목적에 맞게 모형 제작이 가능하고 쉽게 운반할 수 있고 재사용 가능하다.

14. 비투시매체에 해당하는 것은?

① 영화

② 차트

③ OHP

④ 슬라이드

⑤ 실물화상기

[해설] 비투시 매체와 투시매체

비투시매체	모형, 그림, 차트, 표본, 실물, 그래프, 게시판, 칠판 괘도, 포스터, 융판, 각종인쇄물, 디오라마 등
투시매체	영화, 슬라이드, OHP, 실물환등기, 실물화상기, 필름스트립

13. ② 14. ②

15. 다음은 어떤 교육매체에 대한 설명인가요?

· 책이나 인쇄물 등을 TV와 연결하여 내용을 확대해 보여준다. · 350° 회전할 수 있어 어떠한 위치에 있는 파사체라도 영상화가 가능하다. · 자료가 너무 크면 투영할 수 없을 수 있다.

① 투시환등기　　② 실물환등기　　③ 실물화상기
④ 슬라이드 환등기　　⑤ 필름스트립

16. 상호작용 매체 중 실제 경험할 수 없는 상황을 컴퓨터로 모의하여 실제상황과 유사한 경험을 할 수 있는 교육매체는?

① 컴퓨터　　② 시뮬레이션　　③ 인터넷
④ e-러닝　　⑤ 파워포인트

17. 실물로 보여줄 수 없는 내부 구조 등을 상세히 전달할 수 있고, 확대나 축소가 가능하므로 교육의 효과를 높일 수 있는 보조매체로 활용되는 것은?

① 모형　　② 포스터　　③ 게시판
④ 융판　　⑤ 인쇄물

18. 학습자가 흥미를 가지고 능동적으로 수업에 참여하도록 이끌 수 있으며, 개별적인 수업의 효과를 극대화 할 수 있는 수업은?

① 원격수업　　② 개별 수업　　③ 집단수업
④ 면대면 수업　　⑤ 멘토활용 수업

---

15. ③　16. ②　17. ①　18. ①

19. 보건교육을 위한 교수매체 선정 시 고려해야 할 요소가 아닌 것은?

① 교육자의 선호도

② 학습목표의 영역 및 수준

③ 교수자의 교수매체 개발 및 활용 능력

④ 교수매체를 확보하기 위한 예산의 규모

⑤ 학습자의 성숙도, 흥미 정도, 학습경험 등을 고려

20. 보건교육을 위하여 사용하는 교육매체의 기능이 아닌 것은?

① 추상적인 개념의 학습을 촉진

② 새로운 내용을 이해하는데 보조적인 역할

③ 교육자 강의만으로 끌어내기 힘든 교육대상자의 흥미를 끌어낼 수 있다.

④ 비디오 수업, 원격수업에 동원되는 매체는 학습자의 역할을 대신한다.

⑤ 교육자의 현장 수업의 목적을 달성하는데 보조적, 지원적 역할을 대신한다.

---

19. ① 20. ④

참고문헌

- 강혜영 · 권미옥 · 김영희 · 신유선 · 이정선 · 이정란 · 조희순(2004). “보건과 교육실습”. 현문사.
- 건강증진개발원 www.khealth.or.kr
- 국가직무능력표준(NCS) 보건교육 학습모듈
- 김정남 · 김이순 · 양순옥 · 이정렬 · 성옥희 · 이화연.(2004). “보건교과교재연구 및 지도법”. 현문사.
- 남철현 · 남용옥 · 예춘정 · 오선영(2015). “보건교육학”, 메디시언.
- 김영복 외(2014). 보건교육방법론. 한미의학. “보건교육방법 및 자료 개발”.
- 내일신문(2012. 11. 14). 중독문제 해결을 위한 정책간담회 자료집
- 네이버블로그 유헬스 웹 서비스의 발전
- 노인사회과학연구소(2001), '시니어클럽'에 관한 연구보고서, 노인생활과학연구소내부자료
- 백영균, 박주성, 한승록, 김정겸, 최영숙, 변호승, 박정환, 강신천, 김보경(2010). “교육방법 및 교육공학”. 학지사.
- 변영계, 김영환, 손미(2009). "교육방법 및 교육공학", 학지사.
- 보건복지부 www.mohw.go.kr
- 서미경, 정영철, 최은진, 김동진, 전진영, 민상희(2007). “보건교육 프로그램 – 자료의 표준화 및 통합적 운영방안”. 한국보건사회연구원. 건강증진기금사업지원단.
- 아시안 타임즈(2016. 8. 25). 다문화가족 이민정책 토론회
- 이종연(2004). “교육공학의 이해와 적용”. 도서출판 원미사.
- 이지연(2008). “교육방법 및 교육공학”. 서현사.
- 조규락, 김선연(2008). “교육방법 및 교육공학”. 학지사.
- 한국보건복지인력개발원 www.kohi.or.kr
- 한국보건복지인력개발원(2010). “보건교육 관련 교과목의 표준 교육과정 개발에 관한 연구건강증진연구사업 정책 10-19”. 한국보건복지인력개발원. 건강증진사업지원단.
- Pickin and Leger(1993). “Assessing health need using life cycle framework”. Open University Press. Buckingham. Philadelphia.
- Green, J(2000). “The role of theory in evidence-based health promotion practice”. Health Education Research, 15. p.125~p.129.
- Prochaska, J. O., DiClemente, C. C. & Narcross, J. C.(1992). “In search of how people chang e: Applications to addictive behavior”. American Psychologist, 47(9). p.1112~p.1114.

NCS 적용 교육
보건교육연구방법론실무서

1판 1쇄 발행_2017년 4월 12일
2판 1쇄 발행_2021년 3월 5일

저 자_오 선 영

발행인_주 병 오

발행처_메디시인

등록번호_제 406-2005-000045호
등록일자_2005. 2. 16

경기도 파주시 회동길 209
파주출판문화정보산업단지
마케팅부 031) 955-7566 · 7577
편집부 031) 955-7731/FAX 031) 955-7730

홈페이지_www.ji-gu.co.kr
이메일_jigupub@hanmail.net
ISBN 979-11-86739-39-6 값 18,000원

총판
지구문화사
JIGU PUBLISHING Co.

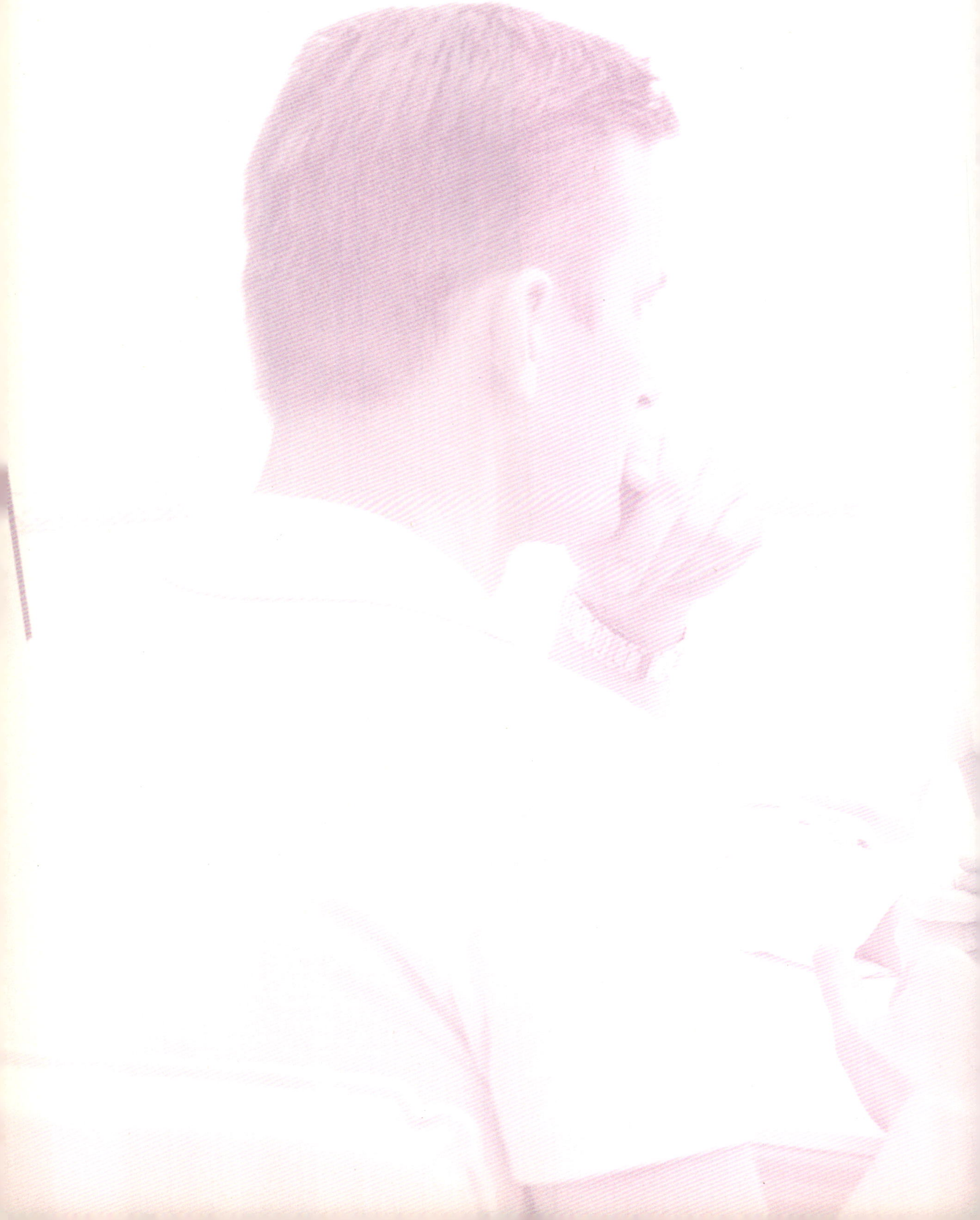

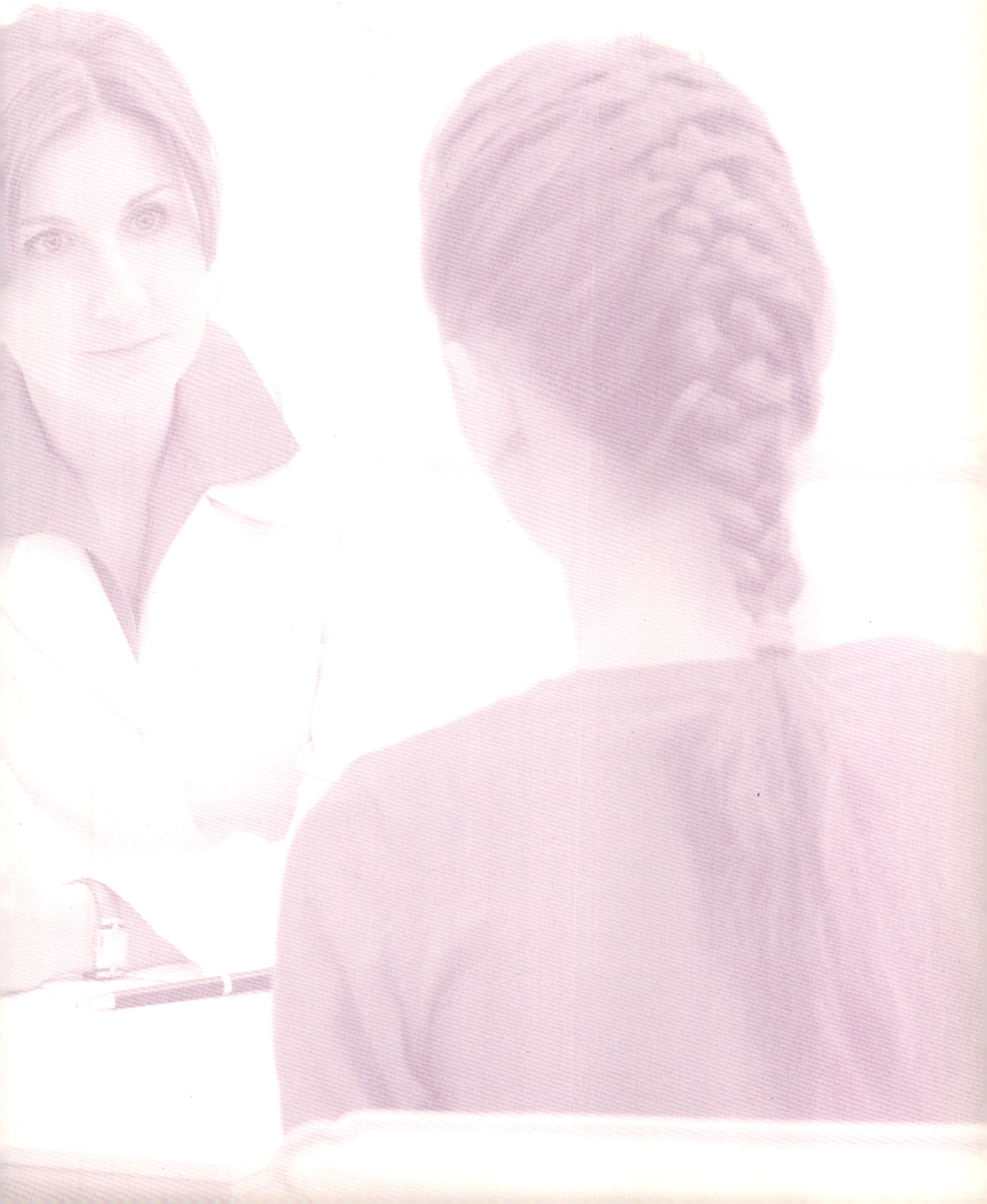